FRISK SKULDER

Weniger Schmerzen, sicher und einfach

„Vielen Dank für das wunderbare Buch! Ich merke, dass dies die richtigen Übungen sind. Leider etwas ganz anderes als das, was mir vorher empfohlen wurde. Ich denke, ich hätte vorher bessere Hilfe erhalten können, wenn die Behandelnden dieses Wissen gehabt hätten. Ich hoffe, dass Sie das Buch sowohl an Therapeuten, als auch an diejenigen, die es brauchen, verbreiten!"

- Hilde Terese Wahl

„Gibt eine gute Einführung in Schulterbeschwerden. Auch die Möglichkeiten sich selbst zu therapieren und genesen. Das Buch gibt einem ein gutes Verständnis davon, wie man schmerzende Schultern behandeln kann und was man tun kann, um ganz gesund zu werden. Es ist wie ein Kochbuch."

- Alf-Jørgen H Tyssing

„Das Beste an dem Buch ist, dass mein Mann wieder gesunde Schultern hat. Die Chiropraktikerin war so begeistert vom Buch, dass sie eine Kopie für sich selbst bestellte!"

- Elisabeth Hegerstrøm

„Wirklich wunderbares, hilfreiches und informatives Buch! Hätte es gern vor 3-4 Jahren gehabt, dann wäre ich kein „mühsamer Federball im Gesundheitswesen" geworden. Kann dieses Buch nicht genug loben. Die Alltagsbibel, die eines Tages in die weite Welt getragen werden soll"

- Elin Rydningen

„Die Übungen haben mir sehr stark geholfen, wofür ich sehr dankbar bin! Jeden Cent wert!"

- Thomas Hamland

Frisk Skulder

Weniger Schmerzen, sicher und einfach

Von Sigbjørn Hjorthaug, Anders Aasen Berget und Lennart Krohn-Hansen

Dank an

Fotografien: Aleander Øvrebø und Gry G. Thorsen (Schlingentrainingsbilder)

Design und Layout: Ørjan Steffensen

Abbildungen: Marija Hajster

Modelle: Maren Thomassen und Peter Helmers Øvrebø

Expertenzusammenarbeit: Chefarzt und Forscher Kirsten Lundgreen, Spezialphysiotherapeutin Anne Grethe Paulsberg, Manualtherapeutin Kristine Berg, Ergotherapeutin Kathrine Aasheim, Arzt Ståle Mathiassen, Schlaf-Spezialist Janne Grønli, Manualtherapeutin Angelita Eriksen, Physiotherapeutin Dörte Jensen, Coach Karianne Stensen Gulliksen, Manualtherapeutin Lyn Watson, Physiotherapeut Benjamin Clarsen, Manualtherapeut Jonny Aftret, Physiotherapeut Stian Christophersen und Sportphysiotherapeut Stian Rosnes.

Vielen Dank auch an

Stig Andersson
Haugsbø
Svein Austdal
Ragnhild Birkeland
Gustav Bjørke
Martin Haagensen

Rikke Kommedahl
Stephanie Lemieux
Adam Meakins
Øyvind Randby
Øystein Skare
Inge Swan

Ane Tobiasssen
Hanna Tobiassen
Tonje Urstad

Die Therapeuten und Patienten der Testgruppe.

Sigbjørns Kollegen bei „Ganddal Therapie und Training“.

Familie und Freunde.

Wichtiger Nutzungshinweis

Die Informationen in diesem Buch bieten keinen Ersatz für persönliche ärztliche Beratung, Untersuchung, Diagnose und Therapie. Suchen Sie bei Schmerzen und anderen Beschwerden unbedingt einen Arzt auf. Die hier bereitgestellten Informationen können lediglich eine ärztliche Behandlung ergänzen und begleiten. Von einer eigenständigen Diagnose und Selbstbehandlung auf der Grundlage der bereitgestellten Inhalte wird abgeraten.

Nachbestellen: www.mentorverlag.de/friskskulder
Extras: www.mentorverlag.de/friskskulder/extras
Neue Hardcover, E-Books, Gutscheine und mehr...
Schreib uns: service@mentorverlag.de

Mentor Verlag c/o A Decade GmbH, Berlin, Deutschland
Druck: GPS GmbH, Velden am Wörthersee, Österreich

1. Auflage in Deutscher Sprache
5.000 Exemplare, November 2017
ISBN 978-3-9819289-0-7

Norwegischer Originaltitel: "Frisk Skulder"
ISBN 978-82-93428-0-3-9
Autoren: Sigbjørn Hjorthaug, Anders Aasen Berget und Lennart Krohn-Hansen

Von einer schmerzenden zu einer gesunden Schulter

Schulterbeschwerden gehören zu den drei häufigsten Erkrankungen des Bewegungsapparats in Norwegen. Bei einigen beginnen Schulterprobleme als schleichende Irritation, die allmählich schlimmer wird, während andere Pech haben und sich bei einem Sturz verletzen. Die Gründe für Beschwerden sind verschieden, aber der Schmerz ist oft der gleiche.

Der Schmerz sitzt oft ganz oben und ganz außen in der Schulter. Manchmal strahlt er auf den Arm aus. Vielleicht fühlen Sie sich im schmerzenden Arm schwächer, als wären die Muskeln nicht so stark. Es ist schmerzhaft, auf der Schulter zu liegen und schmerzhaft, den Arm zu bewegen.

Jeder, dessen Schulter weh tut weiß, dass sich der Alltag dadurch verändert. Die Beschwerden der Schultern werden zu einer ständigen Ablenkung. Einige Bewegungen müssen plötzlich langsamer ausgeführt werden, um Schmerz zu vermeiden, und manche Arbeitsaufgaben werden fast unmöglich. Sie müssen sich wegen einer schmerzenden Schulter zurückziehen, statt bei spannenden Aktivitäten dabei zu sein. Die Wochen vergehen und die Schmerzen, die sich lindern sollten, bleiben. Vielleicht verschlimmern sie sich sogar. Sie sind frustriert.

Die Frage, ob die Schulterbeschwerden für immer bestehen bleiben, taucht auf. Sie fragen sich, ob es Ihre eigene Schuld sein kann, dass sich die Schmerzen verschlimmern. Das alles ist ganz normal und Sie sind nicht allein damit! Ganz egal, was Sie denken und wie Sie Ihre Schmerzen erleben: Sie können sich sicher sein, dass Sie in guter Gesellschaft sind.

Wenn Sie Schmerzen in der Schulter haben, sollten Sie wissen, dass man schmerzfrei werden kann. Es gibt Grund zur Hoffnung! In diesem Buch erhalten Sie eine Menge guter Ratschläge und Tipps, die Ihnen auf dem Weg zu einem Leben ohne Schulterschmerzen helfen können.

Das Buch bietet Beratung und Übungen, um Schmerzen in der Schulter zu reduzieren. Wenn der Schmerz nachlässt, sind Sie bereit, langfristig gesund zu werden. Die Schulteranalyse führt Sie zu einem von drei Übungsprogrammen. Die Programme beinhalten Übungen, die Ihnen eine starke, bewegliche und schmerzfreie Schulter schenken sollen.

Die Übungen nehmen wenig Zeit in Anspruch, aber es kann einige Wochen oder Monate dauern, bevor Ihre Beschwerden ganz weg sind. Der Schmerz wird schrittweise nachlassen, sodass Sie Ihre Schulter wieder normal nutzen können.

Last, but not least, wünschen wir Ihnen ein schmerzfreies Dasein in den nächsten Jahren. Im letzten Teil des Buches geben wir Ihnen eine Reihe von Übungen mit, die speziell auf die Verhinderung neuer Schulterbeschwerden ausgerichtet sind.

Ziel des Buches ist, dass Sie schmerzfrei den Arm über den Kopf heben und dieses Buch zu werfen können, während Sie schreien: „Die Schulter ist gesund!“
Wir wünschen Ihnen ein Leben, in dem Sie neue Herausforderungen und ungewohnte Bewegungen auf die leichte Schulter nehmen können und einen Alltag, in dem Sie sich normal bewegen können - sorglos und stark.

DIESES BUCH IST DAS ERGEBNIS AUS:

- Der Zusammenfassung der modernsten Forschung und Literatur zu Schultern und Schulterschmerzen.
- Der Zusammenarbeit mit einigen der fähigsten Therapeuten, Ärzten und Chirurgen weltweit.
- Sigbjørn Hjort Haugs fast 20 Jahre langer Erfahrung in der Behandlung von Schulterpatienten.

Über die Autoren

Sigbjørn ist Manualtherapeut bei „Ganddal Therapie & Training“. Er betreut Masterstudenten und ist ein beliebter Trainer für andere Therapeuten. Er hat fast 20 Jahre Erfahrung in der Behandlung von Patienten mit Schulterproblemen.

Lennart Krohn-Hansen und Anders Aasen Berget sind Physiotherapeuten und international veröffentlichende Autoren. Gemeinsam haben sie die Bücher „Slyngetrening“, „Frisk Rygg“ und „Frisk Nakke“ geschrieben. Die Bücher wurden mehrals 25.000 Mal verkauft und haben vielen Lesern zu geringeren Schmerzen und mehr Energie im Alltag verholfen.

Über die Verwendung des Buches

Dieses Buch ist speziell für diejenigen verfasst, die seit langem über Schulterbeschwerden klagen.

Sie erhalten Hilfe um:

1. Kurzfristig Schmerzen zu reduzieren.
2. Effektive Übungen zu finden, Schulterprobleme loszuwerden
3. Neuen Beschwerden vorzubeugen

Den ersten Teil des Buches nennen wir *Schmerzlinderung*. In diesem Abschnitt geht es darum, die akuten Schmerzen zu reduzieren und mit ihnen umzugehen. Auch wenn Sie den Weg zu einer gesunden Schulter angetreten sind, ist es ganz normal, gute und schlechte Zeiten auf der Reise zu haben. Dann ist es immer gut zu wissen, dass es einfache Schritte gibt, die Sie gehen können, um den Schmerz zu lindern.

Wenn Sie die akuten Schmerzen gelindert haben, ist es Zeit mit Übungen zu beginnen, die Beweglichkeit, Kraft und langanhaltende Schmerzreduktion bringen. *Die Schulteranalyse* auf Seite 49 hilft Ihnen, das Programm zu finden, das für Sie optimal ist.

Der letzte Teil des Buches enthält alles, was Sie brauchen, um neue Beschwerden zu vermeiden. Sie können Antworten auf häufig gestellte Fragen über Schulterbehandlung und Sport finden, sowie spezifische Beratung für die, die schulterintensive Sportarten betreiben. Sie sind in guten Händen!

Neugierig auf die Studien und Referenzen, die die Grundlage für dieses Buch bilden? Besuchen Sie mentorverlag.de/friskskulder/extras für alle Quellen, auf denen das Buch aufgebaut ist.

Aber zunächst wollen wir herausfinden, ob Sie bereit sind, zu starten. Schauen Sie sich die Liste der Symptome auf der nächsten Seite an, die womöglich andeuten, dass Sie einen Therapeuten oder Arzt konsultieren sollten. Wenn diese Symptome nicht auf Sie zutreffen oder Ihr Arzt Ihnen grünes Licht gegeben hat, können Sie weiter mit dem Buch arbeiten.

Wann sollten Sie Hilfe in Anspruch nehmen?

Manchmal gibt es Gründe, professionelle Hilfe in Anspruch zu nehmen, um sicherzugehen, dass den Schulterschmerzen nichts Ernstes zugrunde liegt.

Sie sollten professionelle Hilfe aufsuchen, falls:

- Die Schulterschmerzen nach einem heftigen Sturz oder einem Unfall auftreten.
- Sie schon einmal an der Schulter operiert wurden.
- Sie Krebs hatten.
- Sie an Osteoporose oder Rheuma (Arthritis) leiden.
- Der Schmerz konstant und unverändert bleibt, auch wenn Sie ruhen.
- Schmerztabletten oder Entspannung der Schulter wenig oder gar nicht helfen.
- Sie ausstrahlende Schmerzen, herabgesetzte Muskelkraft oder Sensibilität in den Armen haben.
- Sie generell starke Schmerzen spüren. Nicht nur in der Schulter, sondern auch im Nacken oder Kopf.
- Sie sich im Allgemeinen krank fühlen, Fieber oder Gewichtsverlust erlebt haben.
- Sie Steroide oder Drogen nahmen oder nehmen.
- Der Schmerz im Laufe der Zeit schlimmer wird.
- Sie oft deprimiert gewesen sind und es in letzter Zeit psychisch schwer hatten.
- Sie sich unsicher sind, ob Sie dies auf eigene Faust schaffen können.
- Sie Steifheit, Schwellungen und Schmerzen in anderen Gelenken als der Schulter spüren.

Wenn bei Ihnen keine Warnleuchten angehen, wenn Sie diese Liste lesen oder Ihr Arzt Ihnen grünes Licht gegeben hat, können Sie weiter mit dem Buch arbeiten.

Deshalb ist das Schulterblatt so wichtig

Die Schulter ist ein faszinierender Teil des Körpers. Die meisten würden wahrscheinlich auf die Spitze des Armes zeigen, wenn sie gefragt würden, wo die Schulter ist. Aber die Schulter ist mehr. Tatsächlich besteht sie aus drei Knochen, vier Gelenken und einer Reihe von Muskeln.

Die drei Knochen sind der Oberarmknochen, das Schlüsselbein und das Schulterblatt. Das Schlüsselbein liegt vor der Brust und geht vom Brustbein zum Schulterblatt. Es ist der einzige Knochen, der die Schulter mit dem Rest des Skeletts verbindet. Der Rest der Schulter ist mit dem Körper über Muskulatur verbunden. Es gibt Muskeln, die ausmachen, ob Sie hohe oder niedrige, zurückgezogene oder nach vorne ziehende Schultern haben. Und durch Muskeltraining kann man auch die größten Veränderungen in den Schultern bewirken.

Das Schulterblatt ist das knöchernde Dreieck, das hinten im Rücken liegt. Es bildet die Grundlage für den Oberarm. Für jeden Wurf, jedes Heben und jede Bewegung mit dem Arm, benutzen Sie das Schulterblatt, um Kraft aus oder in den Oberkörper zu übertragen.

Das Schulterblatt gleitet mit Hilfe kräftiger Muskeln in Ihrem Rücken hin und her. Zusammen mit dem Kugelgelenk, das den Oberarm mit dem Schulterblatt verbindet, ist es eine Verbindung, aus der man viel Bewegung gewinnt. Heben Sie Ihre Ellbogen auf Schulterhöhe, geschieht der größte Teil der Bewegung im Kugelgelenk, aber wollen Sie den Arm weiter heben, muss der Rest der Bewegung aus dem Schulterblatt kommen.

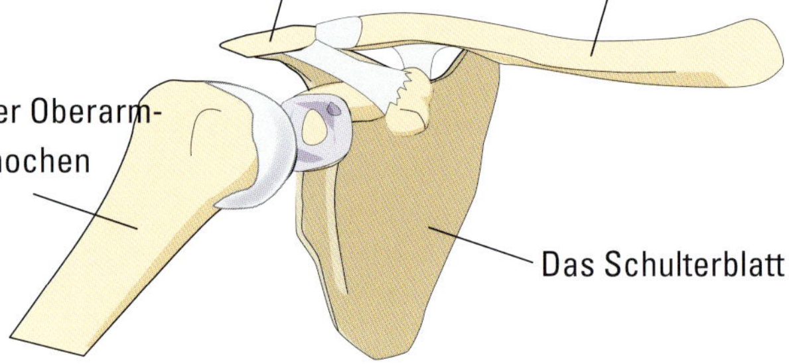

DAS SCHULTERBLATT UND DAS SCHLÜSSELBEIN
Das Schulterblatt und das Schlüsselbein fungieren als Befestigung der Arme an den Rest des Körpers. Der Ort, an dem sie aufeinandertreffen, ist das „Schulterdach".

Versuchen Sie, Ihre Schulter mit dem anderen Arm nach unten zu drücken, während Sie versuchen, den Arm in Richtung Decke zu heben. Der Oberarm kommt bis auf Schulterhöhe, bevor er dort stoppt, wo das sogenannte „Schulterdach" liegt. Das ist der Überhang über dem Kugelkopf am Oberarm, der das Kugelgelenk vor Schlägen schützt.

Wenn Sie den Druck wegnehmen, spüren Sie, dass sich das Schulterblatt nach und nach nach oben dreht, wenn Sie den Arm heben, ohne dass der Oberarmknochen auf das „Dach" trifft. Das ist eine Bewegung, die von den Muskeln um das Schulterblatt gesteuert wird. Arbeiten diese Muskeln schlecht zusammen, passiert das gleiche, als wenn Sie die Schulter selbst nach unten drücken. Das Schulterblatt bleibt hängen und der Oberarm sitzt unter dem Dach fest.

Die Muskeln, die das Schulterblatt bewegen
Die drei Hauptmuskeln des Schulterblattes sind der Serratus anterior, die Rautenmuskeln und der Trapezius. Der Trapezius, auch Kapuzenmuskel, erstreckt sich wie ein Dreieck von der Wirbelsäule zur Schulter. Die Rautenmuskeln, die sich unter dem Trapezius befinden, befestigen den inneren Teil der Schulter mit der Wirbelsäule. Die Serratus Anterioren erstrecken sich von der Unterseite des Schulterblattes bis zu den Rippen. Diese drei Muskeln steuern und bewegen zusammen das Schulterblatt.

Sie können sich vorstellen, dass der Serratus Anterior und der Trapezius das Schulterblatt bewegen, während die Rhomboidmuskeln es einbremsen. Wenn Sie den Arm heben, bewegt sich das Schulterblatt vorwärts, während die Rhomboiden sich entspannen. Wenn die Rhomboiden sich nicht entspannen, kann das Schulterblatt sich nicht drehen, wie es sollte und der Oberarm bleibt am „Dach" hängen.

Viele der Übungen im Buch werden Ihnen daher helfen, die Bremse (Rautenmuskeln) zu lösen und die Bewegungen zu stärken (Serratus Anterior und Trapezius).

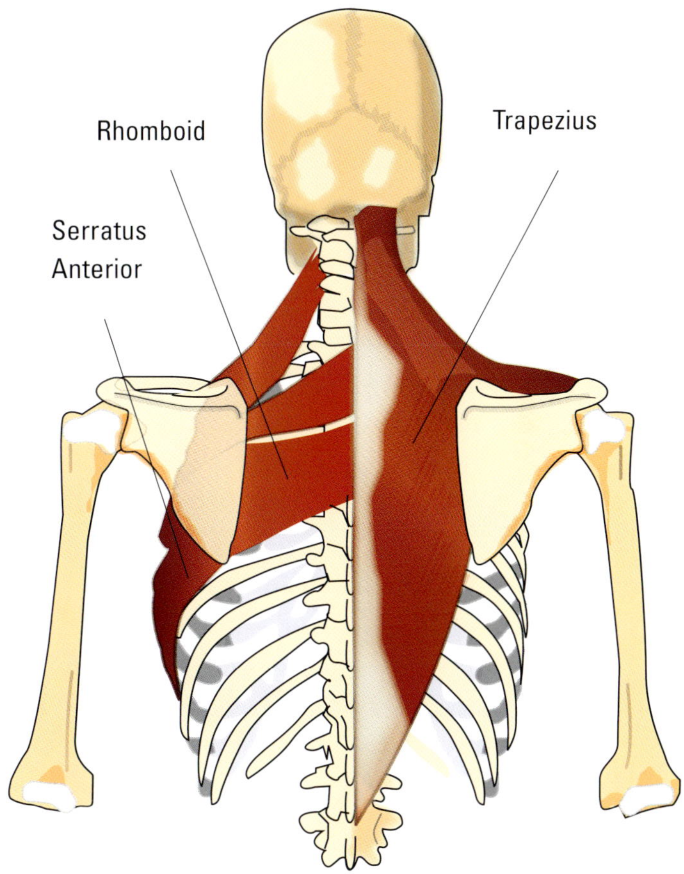

BEWEGUNG IM SCHULTERBLATT
Der Serratus und der Trapezius drehen das Schulterblatt nach oben. Die Rautenmuskeln arbeiten in der entgegengesetzten Richtung und ziehen die Schulterblätter zusammen.

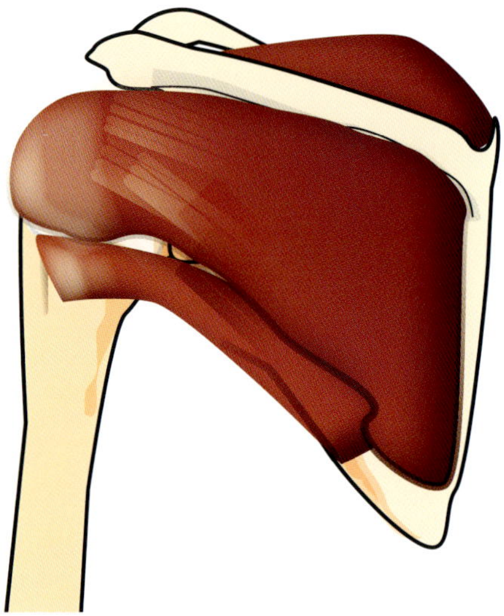

DIE ROTATORENMANSCHETTE

Die Muskeln der Rotatorenmanschette verlaufen vom Schulterblatt zum Kopf des Oberarmkopfes. Sie spielen eine wichtige Rolle dabei, den Oberarm auf seinem Platz im Kugelgelenk zu halten und den Arm zu drehen.

Die Muskeln, die den Arm bewegen

Vier kleine Muskeln befinden sich zwischen dem Schulterblatt und dem Oberarm. Zusammengenommen nennt man sie die Rotatorenmanschette und sie beschäftigen sich damit, den Arm nach innen oder außen zu drehen. Die Rotatorenmanschette spielt auch eine wichtige Rolle dabei, den Oberarm im Innern des Kugelgelenks des Schulterblattes zu stabilisieren. Haben Sie sich die Schulter gezerrt, sind es unter anderem diese Muskeln, die Sie wieder trainieren müssen.

Am Ende besprechen wir die größten und sichtbarsten Muskeln, die den Arm bewegen. Der Brustmuskel (Pectoralis), der Deltamuskel (Deltoideus) und der breite Rückenstrecker (Latissimus). Sie sind alle leicht zu erkennen und zeigen sich, auch wenn man vor dem Spiegel steht und den Arm bewegt.

Dies sind die Muskeln, die die „schmutzige Arbeit“ machen und die großen Bewegungen in Schulter und Arm bewirken. Diese Muskeln lösen aus, dass Sie schwer heben und weit werfen können. Die Muskeln sind direkt mit dem Oberarm befestigt und generieren deshalb viel Kraft.

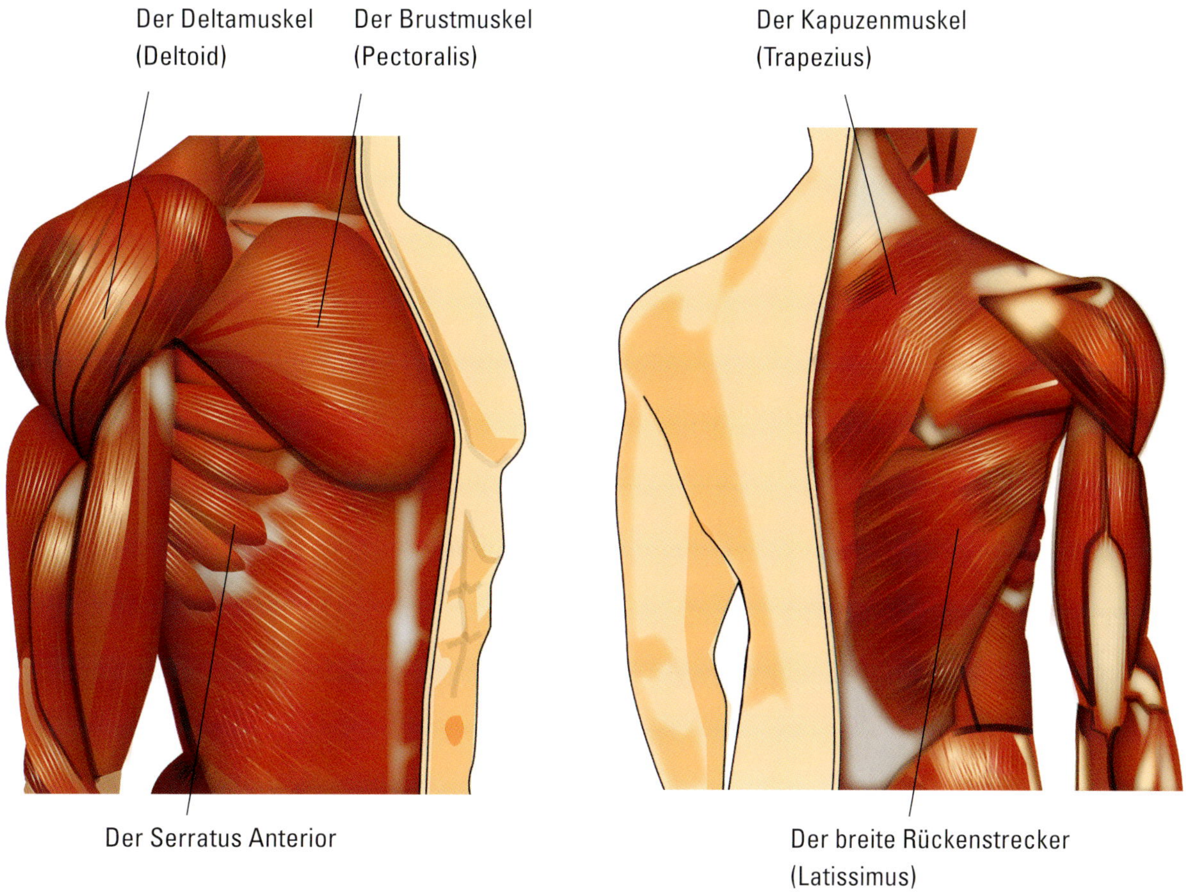

DIE GROSSE ARMMUSKULATUR

Die große Armmuskulatur gibt uns Kraft und Stärke für große Bewegungen und schweres Heben.

Wie viel erträgt die Schulter?
Die Muskeln und Gelenke können viel aushalten. Aber wenn die Belastung über lange Zeit zu hoch wird, kann dies Probleme verursachen. Die Ursache für die meisten Schulterbeschwerden, abgesehen von akuten Verletzungen wie Stürzen, sind Lasten, die höher waren, als die Schmerzgrenze. Laufen Sie Gefahr Schulterbeschwerden zu bekommen? Kurz gesagt hängt das von zwei Dingen ab: Wie viel Ihre Schulter aushält und wie gut sie funktioniert.

Eine Schulter, die regelmäßig verwendet wird, hält viel mehr Stress stand, als eine wenig trainierte. Daher ist das regelmäßige Training der Schultern von Vorteil. Kooperieren die Muskeln um die Schulter gut, entlastet dies das Schultergelenk und reduziert die Belastungen der anderen Strukturen in der Schulter. Die Schulter hält mehr Stress aus, bevor sie krank wird.

Wenn schon Schäden vorhanden sind, wird die bessere Funktion des Schulterblattes das schmerzhafte Gelenk entlasten. Mit Entlastung und den richtigen Übungen erhält die Schulter Zeit und die Fähigkeit, sich selbst zu reparieren.

Die Trainingsprogramme im Buch bauen auf diesem Prinzip auf. Die Übungen werden Ihnen helfen, die richtigen Muskeln zu trainieren, um eine bessere Funktionsweise des Schulterblattes zu erhalten und damit die Schulter gesünder zu machen.

Die vier Mythen über Schultern und Schultertherapie

ERSTER MYTHOS:
Die Schultern sollten nach „unten und hinten"

„Ziehen Sie die Schultern nach unten und hinten für eine bessere Haltung!" Möglicherweise haben Sie das von Trainern, Therapeuten oder Eltern gehört? Das ist ein häufig gegebener, aber kein sehr guter Rat. Folgen Sie den Anleitungen, erhöhen Sie die Aktivität in Ihren hinteren Schultermuskeln. Die Muskulatur wird steif und die Schulterblätter verlieren viel von ihrer Beweglichkeit. Das Ergebnis sind Verspannungen im Schultergelenk und erhöhtes Risiko für Schulterschmerzen.

Denken Sie darüber nach, welche Haltung Sie einnehmen „sollten", passiert es einfach, die Spannung in der Nacken- und Schultermuskulatur zu erhöhen. Es reicht, an Ihre Haltung zu denken, während Sie die Übungen machen.

DER ZWEITE MYTHOS:
Stretching ist die Lösung gegen Schulterbeschwerden

Eine verspannte Schulter kann davon profitieren, sich in Beweglichkeit zu üben, aber eine weiche Schulter braucht nicht gedehnt zu werden. Sind Sie generell beweglich im Körper und den Schultern, sollten Sie nicht zu viel dehnen.

Die Schulteranalyse hilft Ihnen festzustellen, ob Sie gelenkschwach oder gelenksteif sind. Sind Sie unter den Gelenkschwachen, geht es darum, die Muskeln zu aktivieren und zu stärken. Sind Sie gelenksteif, wird es Ihnen gut tun, sich gut zu dehnen.

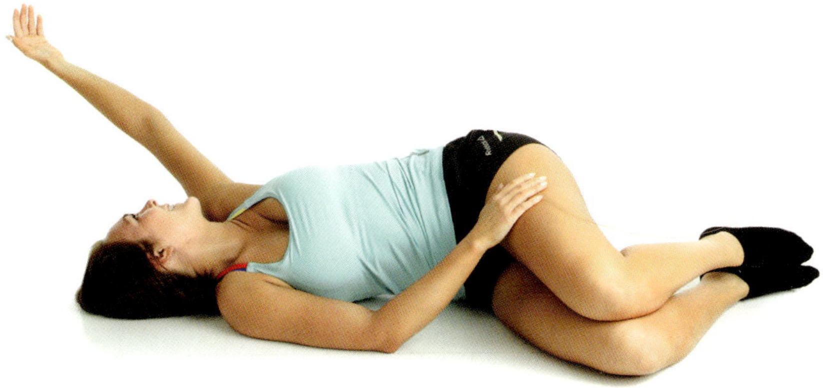

DRITTER MYTHOS:
Ruderübungen müssen trainiert werden, um die Schulter gut einsetzen zu können

Therapeuten und Trainer empfehlen gern Ruderbewegungen. Schwere Ruderübungen geben eine bessere Haltung, weniger Schmerzen und bringen die Schultern „an ihren Platz". Aber helfen sie gegen Schulterprobleme?

Viele Muskeln arbeiten zusammen, um das Schulterblatt zu bewegen und die Bewegung des Kugelgelenks und des Oberarmes zu erleichtern. Bei Ruderübungen trainieren Sie vor allem die Rhomboidmuskeln. Sind die Rhombusmuskeln zu aktiv, können sie wie eine Bremse für das Schulterblatt wirken. Haben Sie Schulterschmerzen, sollten Sie die Aktivität dieser Muskeln eher reduzieren. Auf lange Sicht gibt es nichts, was gegen Übungen wie Rudern spricht, aber lieber kombiniert mit Übungen für den Rest der Schultermuskulatur.

VIERTERMYTHOS:
Nur eine Schulterchirurgie kann mich heilen

Jedes Jahr werden 20.000 Norweger an der Schulter operiert. Die Zahl der Operationen hat sich in den letzten Jahren verzwanzigfacht. Und dies trotz der Tatsache, dass keine Forschungsdaten vorliegen, die Schulteroperationen günstiger als Rehabilitation einschätzen.

Für die überwiegende Mehrheit wäre Training sinnvoller. Rehabilitation ist eine nahezu risikofreie Alternative zur Operation und die Wirkung ist bei vielen Schulterbeschwerden gut. Die bekannten „Nebenwirkungen" von Training sind bessere Gesundheit, weniger Stress und verbesserte Lebensqualität. Ein chirurgischer Eingriff ist auf der anderen Seite eine Verletzung, die dem Körper zugefügt wird. Es kann zweckmäßig sein zu operieren, wenn alles andere versucht wurde oder wenn es Schäden gibt, für die es die einzige Möglichkeit ist. Sie können auf Seite 87 mehr über Operationen lesen.

Schmerzlinderung

Wenn Sie akute Schmerzen haben, brauchen Sie schnelle Linderung. Hier sind Schritte, die Sie unternehmen können, um Schmerzen zu lindern und sich schneller zu erholen.

Wenn die Schmerzen am schlimmsten sind

***Eingeklemmte Schulter. Schleimbeutelentzündung. Supraspinatustendinose. Impingement. Altersverschleiß.* Es gibt viele schwierige Worte, wenn es um Schulterbeschwerden geht, aber die meisten kümmern sich nur um eine Sache: Was ist die Ursache für die Schmerzen und wie werde ich sie los?**

Die Behandlung ist oft die gleiche

Bevor Sie beginnen, denken Sie daran, dass eine Diagnose, egal wie kompliziert sie klingt, eine Beschreibung des schmerzendes Gewebes ist. Diese sagt oft wenig über die Quelle der Beschwerden aus. Lassen Sie uns mit der Eindämmung der Schmerzen beginnen. Rehabilitation und Prävention behandeln wir in späteren Kapiteln.

Für die Schulter sind in den meisten Fällen zu viel Stress über zu kurze Zeit und ein schlecht arbeitendes Schulterblatt die Ursache.

Beratung und Übungen zur Schmerzlinderung sind daher oft die gleiche wie bei anderen Diagnosen: **Lösen und aktivieren der Muskeln rund um das Schulterblatt. Beginnen Sie gleichzeitig mit der Rehabilitation.**

Ein gut funktionierendes Schulterblatt entlastet, reduziert die Anforderungen und lindert die Schmerzen der meisten Strukturen in der Schulter. Dann ist es nicht immer so wichtig zu wissen, ob ein Schleimbeutel oder eine Sehne die Wurzel des Übels ist.

Später im Buch finden Sie Übungen, Tipps und Ratschläge, um eine langanhaltende gesunde Schulter zu erarbeiten. Aber lassen Sie uns zuerst den akuten Schmerz loswerden!

Wählen Sie die richtige Behandlung für Ihre Beschwerden

Bei akuten Verletzungen

Bei Stürzen oder Schlägen auf die Schulter sind Ruhe und Rasten, was Sie in den ersten 48 Stunden brauchen. Benutzen Sie gerne eine Schlinge, wenn es schmerzhaft beim Halten des Arms beim Stehen ist. Eis kann schmerzlindernd sein (siehe Seite 30) und die Ratschläge für besseren Schlaf (siehe Seite 34) machen es einfacher, sich zu erholen. Verwenden Sie Schmerzmittel, wenn dies erforderlich ist.

Nach 48 Stunden können Sie nach und nach wieder die Schulter verwenden. Beginnen Sie langsam und steigern Sie sich jeden Tag ein wenig. Tut die Schulter mehr weh, haben Sie wahrscheinlich am Tag zuvor zu viel trainiert. Sehen Sie dies als Hinweis, wie viel Sie Ihre Schulter eigentlich einsetzen. Denken Sie daran, dass, wenn der Schmerz schlimmer statt besser wird in den Tagen nach der Verletzung, immer ein Arzt konsultiert werden sollte. Sie können mehr über akute Verletzungen nach Stürzen oder Unfällen lesen auf Seite 83.

Eingeklemmte Schulter (Impingement)

Verspannungen in den Schultern sind die absolut häufigste Ursache für Schulterschmerzen. Das nennt man auch Impingement, Impingement-Syndrom, Subakromiales Schmerzsyndrom und Supraspinatussyndrom. Die medizinischen Namen können beängstigend klingen, aber es ist weder kompliziert, noch gefährlich.

Einfach ausgedrückt sind enge Raumverhältnisse oben am Oberarmknochen und dem „Dach" des Schultergelenks dafür verantwortlich. Enge Raumverhältnisse können dazu führen, dass die Strukturen im Kugelgelenk fester als normal gegeneinanderdrücken. Sehnen und Gelenke können viel standhalten, aber zu viel Druck im Laufe der Zeit kann irritierte Schleimbeuteln verursachen und schließlich zu gereizten und geschwollen Sehnen führen. Die erhöhte Dicke führt zu engen Bedingungen in der Schulter und dies beginnt zu schmerzen.

Symptome: Den Schmerz fühlt man im Schultergelenk oder im oberen Teil des Oberarms und er wird noch schlimmer, wenn Sie Ihren Arm über den Kopf heben. Es kann in der Nacht weh tun, vor allem, wenn Sie auf der wehen Schulter schlafen.

Erwartete Besserung: Die überwiegende Mehrheit wird wieder gesund, in dem das Schädliche eingegrenzt wird und nach und nach die Schulter trainiert wird. Eine Operation wird nur selten notwendig sein.

Vorgeschlagene Behandlung: Beginnen Sie, indem Sie die Muskeln um das Schulterblatt auflockern, vor allem zwischen dem Schulterblatt und der Wirbelsäule. Siehe Übung „Lösen der Bremse" auf Seite 33. Sobald Sie die verspannten Muskeln gelockert haben, können die anderen Muskeln in der Schulter mit Bewegung aktiviert werden „"Statischer Handrücken" auf Seite 32. Dies entlastet die Schulter und schafft mehr Platz im Inneren des Kugelgelenks.

Schleimbeutelentzündung

Innerhalb der Schulter gibt es mehrere Schleimbeutel, die sich zwischen Sehnen, Knochen und Bändern befinden. Ein Schleimbeutel ist eine kleine Tasche aus Bindegewebe, die mit Flüssigkeit gefüllt ist. Er ermöglicht, dass die Strukturen reibungsfrei übereinandergleiten, wie zum Beispiel eine Sehne über einen knöchernen Vorsprung. Wenn es eine Entzündung eines dieser Schleimbeutel gibt, wird er anschwellen und schmerzen.

Symptome: Der Schmerz kommt innerhalb weniger Stunden und verschlechtert sich rapide. Er ist an der Schulter und der Vorderseite des Oberarms zu spüren. Es ist schmerzhaft, die Schulter zu verwenden, und Ruhe bringt wenig oder gar keine Schmerzlinderung.

Vorgeschlagene Behandlung: Halten Sie den Arm ruhig und vermeiden Sie große Bewegungen. Konsultieren Sie einen Arzt oder einen Physiotherapeuten, wenn Sie nicht innerhalb von wenigen Tagen eine Verbesserung spüren. Gelegentlich wird die Entzündung durch eine Cortison-Injektion reduziert, dies sollte vorzugsweise während einer Ultraschallkontrolle passieren. Das bedeutet, dass der Arzt oder Therapeut einen Ultraschallapparat verwendet, um sicherzugehen, dass die Spritze den Schleimbeutel direkt trifft.

Sehnenüberbelastung

(FRÜHER SEHNENENTZÜNDUNG)

Eine Sehnenüberbelastung tritt auf, wenn Sie zu viel oder zu schnell mit einer Bewegungen beginnen, die ungewohnt für Sie ist. Wissenschaftler wissen derzeit noch nicht genau was passiert, aber es ist wahrscheinlich eine Kombination aus einer Entzündung und strukturellen Veränderungen in der Sehne. Die Forscher wissen, dass die beste Lösung für solche Beschwerden ein Gleichgewicht zwischen Training, Belastung und Ruhe ist.

Symptome: Die Schulter ist schmerzhaft und der Schmerz wird durch bestimmte Bewegungen erhöht.

Vorgeschlagene Behandlung: Bewegen Sie die Schulter im schmerzfreien Bereich und vermeiden Sie schmerzhafte Bewegungen.

Die beiden schmerzlindernden Übungen „"Lösen der Bremse“ auf Seite 33 und „"Statischer Handrücken“ auf Seite 32 sind dabei hilfreich. Führen Sie die Übungen zur Schmerzlinderung nach Bedarf aus.

Werden die Schmerzen innerhalb von zwei Wochen nicht besser, sollten Sie Ihren Arzt konsultieren. Die beste Behandlung für solche Beschwerden ist maßgeschneidertes Training. Ruhe kann als eine Lösung der Schmerzen wahrgenommen werden, da sie dann aufhören. Die Ruhe trägt aber nichts zur langfristigen Verbesserung bei. Die Verwendung von Cortison-Injektionen wird auch bei Sehnenüberbelastung empfohlen. Sie haben hier aber mehr Nebenwirkungen als Vorteile.

Möchten Sie eine dauerhaft gesunde Schulter, müssen Sie sich Schritt für Schritt hochtrainieren. Bitten Sie deshalb um eine Überweisung zur Physiotherapie oder konsultieren Sie direkt einen Therapeuten für ein individuelles Trainingsprogramm.

Schultersteife (frozen shoulder)

Der Name der Schultersteife und die „gefrorene Schulter“ kommt vom Gefühl, nicht in der Lage zu sein, die Schulter zu bewegen. Aber nichts wird „eingefroren“: Es geht um die Steifigkeit und Schmerzen in der Schulter.

Eine Schultersteife entsteht durch eine Entzündung der weichen Gelenkshaut, die das Schultergelenk umgibt. Die Symptome können spontan oder als Folgeschäden nach Stürzen oder Spannung der Schulter entstehen. Die Symptome sind Schmerzen und Steifigkeit. Allmählich schrumpft die Gelenkhaut und die Schulter wird steifer und steifer. Die dünne Gelenkhaut verursacht Schmerzen und eingeschränkte Beweglichkeit im Schultergelenk.

Der Zustand wird oft „50-Jahre-Diagnose“ genannt, weil die meisten Menschen die Probleme zwischen 40 und 70 Jahre bekommen. Der Schmerz kann heftig sein, vor allem in den ersten Monaten. Darüber hinaus reduziert sich die Mobilität der Schulter. Dennoch ist es ein Zustand mit guten Prognosen, aber eine Besserung kann sehr lange dauern. Die meisten erkennen eine Besserung innerhalb von zwei Jahren, aber es ist nicht ungewöhnlich, dass es bis zu drei Jahre dauert, bis die Schulter zum normalen Betrieb zurückkehrt.

Symptome: Der Schmerz kommt in der Regel nach und nach und wird im Laufe der Zeit stärker. Er ist an der Schulter und der Außenseite des Oberarms zu spüren. Der Schmerz ist oft stärker, wenn man aktiv ist und in der Nacht. Es ist schmerzhaft auf der Schulter zu liegen.

Erwartete Besserung und empfohlene Behandlung
Schultersteife entwickelt sich in drei Phasen:

1. Schmerzphase
2. Steifigkeitsphase
3. Auftauphase

In der Schmerzphase kommen die Schmerzen allmählich, während die Mobilität der Schulter verringert wird. Die erste Bewegung, die nicht mehr funktioniert, ist die Außenrotation (den Arm nach außen drehen). Allmählich verschwinden auch andere Bewegungen, sodass es schwierig wird, über der Schulterhöhe zu arbeiten. Diese Phase dauert in der Regel zwischen drei und acht Monate. Viel Training oder Übung wird zu diesem Zeitpunkt nicht empfohlen, aber man kann Verbesserung durch eine Cortison-Injektion spüren. Fragen Sie Ihren Arzt, ob dies auf Sie zutrifft.

In der Steifigkeitsphase verschwindet der Schmerz nach und nach, während die Steifigkeit in der Schulter anhält. Diese Periode dauert vier bis sechs Monate. In diesem Stadium ist es ratsam, die Schulter so viel wie möglich innerhalb des Bereiches zu bewegen, der schmerzfrei ist. Das hilft, so viel Flexibilität wie möglich in der Schulter zu behalten.

In der Auftauphase sind die Schmerzen verschwunden und nur die Steifigkeit bleibt. Die Steifigkeit nimmt allmählich ab, die Gelenkshaut dehnt sich zu ihrer ursprünglichen Größe aus. Dies geschieht über einen Zeitraum von ein bis drei Monaten.

Haben Sie Symptome einer gefrorenen Schulter, sollen Sie Ihren Arzt konsultieren, um die Diagnose zu bestätigen. Ein Manual- oder Physiotherapeut kann Ihnen helfen, ein Programm für leichte Übungen für die zweite und dritte Phase zusammenzustellen.

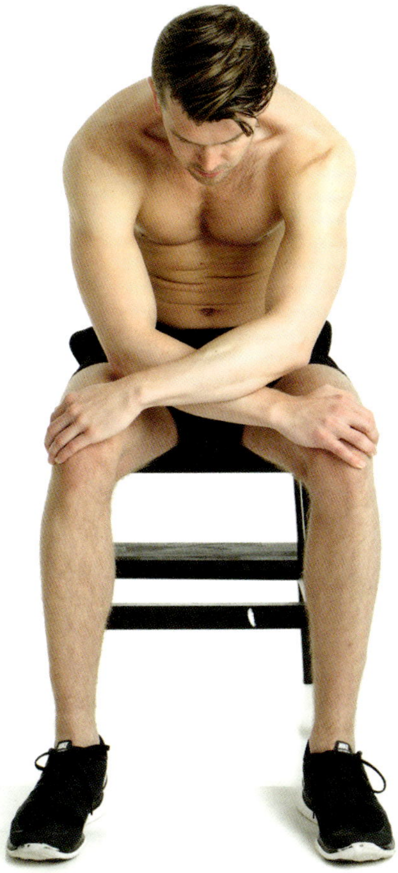

Statischer Handrücken

30 SEKUNDEN ×5 WIEDERHOLUNGEN ×3 MAL TÄGLICH

Sitzen Sie seitlich an einem Tisch. Legen Sie Ihren Ellbogen auf den Tisch, 15 bis 20 Zentimetern von Ihrem Körper entfernt. Halten Sie eine 90-Grad-Beugung im Ellbogen und Unterarm. Der Tisch sollte so hoch sein, dass Sie Ihren Ellbogen auf dem Tisch auflegen können, ohne den Oberkörper zu beugen. Fassen Sie Ihr Handgelenk des Tischarmes mit der anderen Hand. Der Ellbogen des Tischarmes soll während der gesamten Übung in der gleichen Position sein.

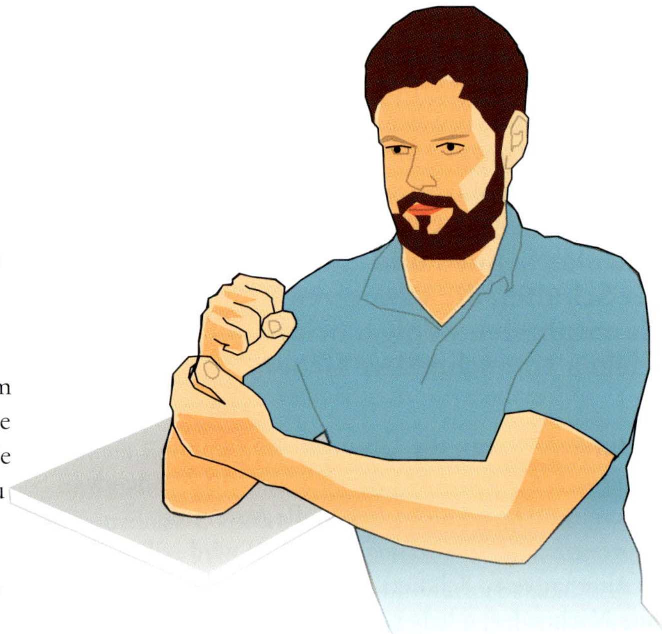

Ziehen Sie den Tischarm nach außen und hinten zum Tisch, als ob Sie im Armdrücken verlieren. Halten Sie gleichzeitig mit dem anderen Arm dagegen, sodass Sie nur die Muskeln anspannen, ohne einen der Arme zu bewegen.

Beginnen Sie langsam und setzen Sie mehr Kraft ein, wenn Sie keine Schmerzen spüren. Finden Sie ein Maß an Widerstand, das Sie 30 Sekunden lang halten können. Entspannen Sie sich für einen Moment und wiederholen Sie alles.

Experten-Tipp:
Versuchen Sie, den Ellbogenwinkel und die Unterarmposition anzupassen, wenn Sie starke Schmerzen spüren. Es ist normal, dass es weh tut, während Sie die Übung ausführen, aber danach sollten Sie sofort Schmerzlinderung erleben.

Wenn Sie eine stärkere Wirkung erreichen wollen, halten Sie eine Flasche in der Hand, die Sie zusammendrücken, während Sie die Übung machen. Das aktiviert mehr Muskeln und erhöht die schmerzlindernde Wirkung.

Lösen der Bremse

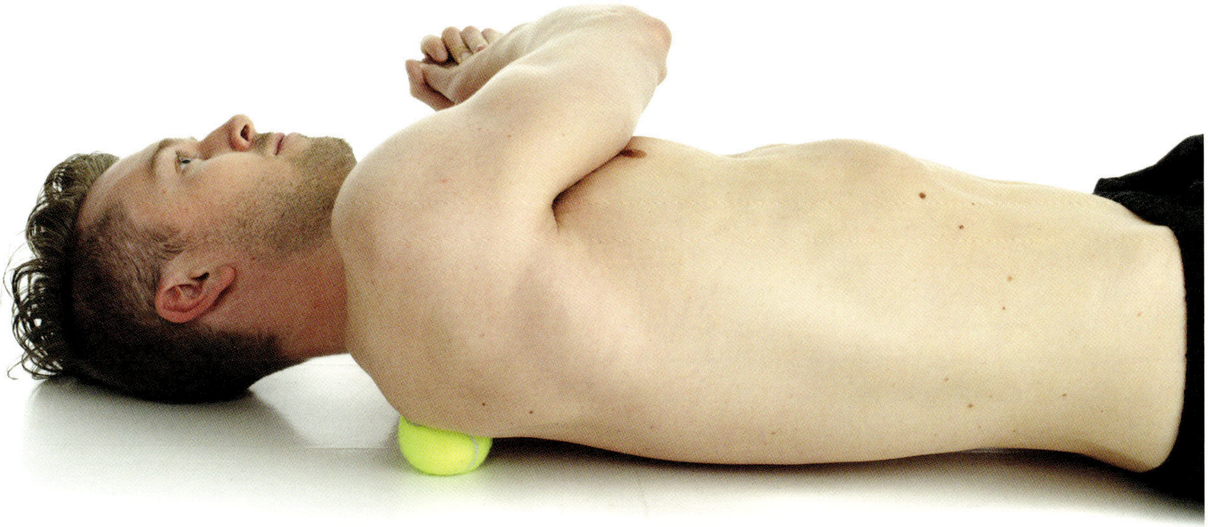

Starten Sie in Rückenlage auf dem Boden oder auf einer Gymnastikmatte. Legen Sie einen Tennisball unter sich, sodass er zwischen Ihrem Schulterblatt und der Wirbelsäule liegt. Beginnen Sie mit leichtem Druck auf den Tennisball. Bewegen Sie Ihren Oberkörper, sodass die Kugel über den Bereich rollt, in dem Sie massiert werden möchten: Von oben nach unten und nah am Schulterblatt bis zur Wirbelsäule. Legen Sie allmählich mehr Gewicht auf den Tennisball. Versuchen Sie, die Muskeln mit dem Ball zu kneten, als würden Sie eine Massage bekommen.

Wenn Sie einen wunden Punkt oder einen Punkt finden, an dem der Schmerz nach außen ausstrahlt, halten Sie den Druck an dieser Stelle bis der Schmerz nachlässt. Beginnen Sie mit leichtem Druck und steigern Sie ihn schrittweise. Es ist in Ordnung, wenn es ein wenig zieht oder brennt, aber die Muskeln sollen nicht schmerzhaft angespannt sein.

Experten-Tipp:
Wenn Sie Ihre Arme vor der Brust verschränken, erreichen Sie die Muskeln noch besser. Die Übung kann auch stehend mit einem Tennisball zwischen Ihnen und der Wand erfolgen.

Weniger Schmerzen im Schlaf

Viele kämpfen damit, dass es weh tut auf der Schulter zu liegen. Auf der Seite zu liegen ist oft unproblematisch, aber jetzt verhindert plötzlich der Schmerz, dass Sie gut schlafen.

Auf dieser und den folgenden Seiten finden Sie einige gute Tipps, um die Schulter beim Schlaf zu entlasten. Mit weniger Schmerzen in der Nacht und erholsamerem Schlaf wird es leichter mit den Übungen und der Therapie am Tag zurechtzukommen. Kissen werden verwendet, um die Arme zu unterstützen und den Druck auf die schlechte Schulter zu entlasten.

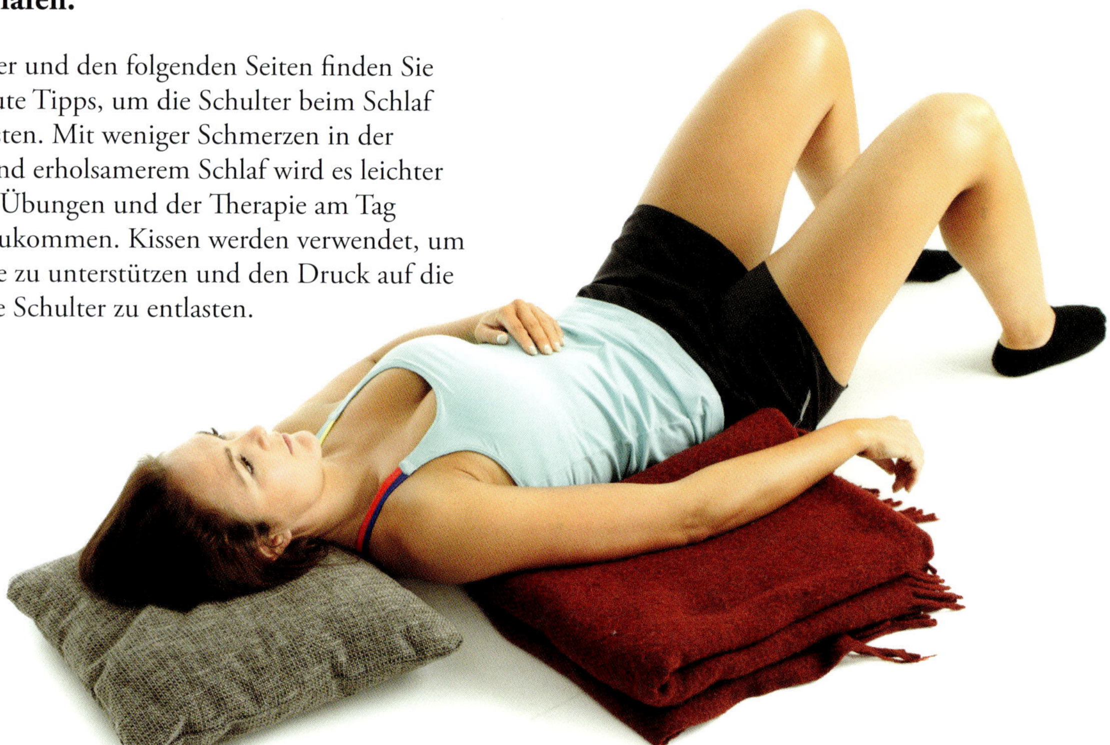

Rückenliegend schlafen
Auf dem Rücken zu schlafen ist die schonendste Position für Schultern. Versuchen Sie, ein Kissen oder eine Decke unter den schmerzhaften Arm zu legen, sodass der Arm angehoben wird. Es kann auch Schmerzen lindern, den Ellbogen zu beugen und den Unterarm auf den Bauch zu legen.

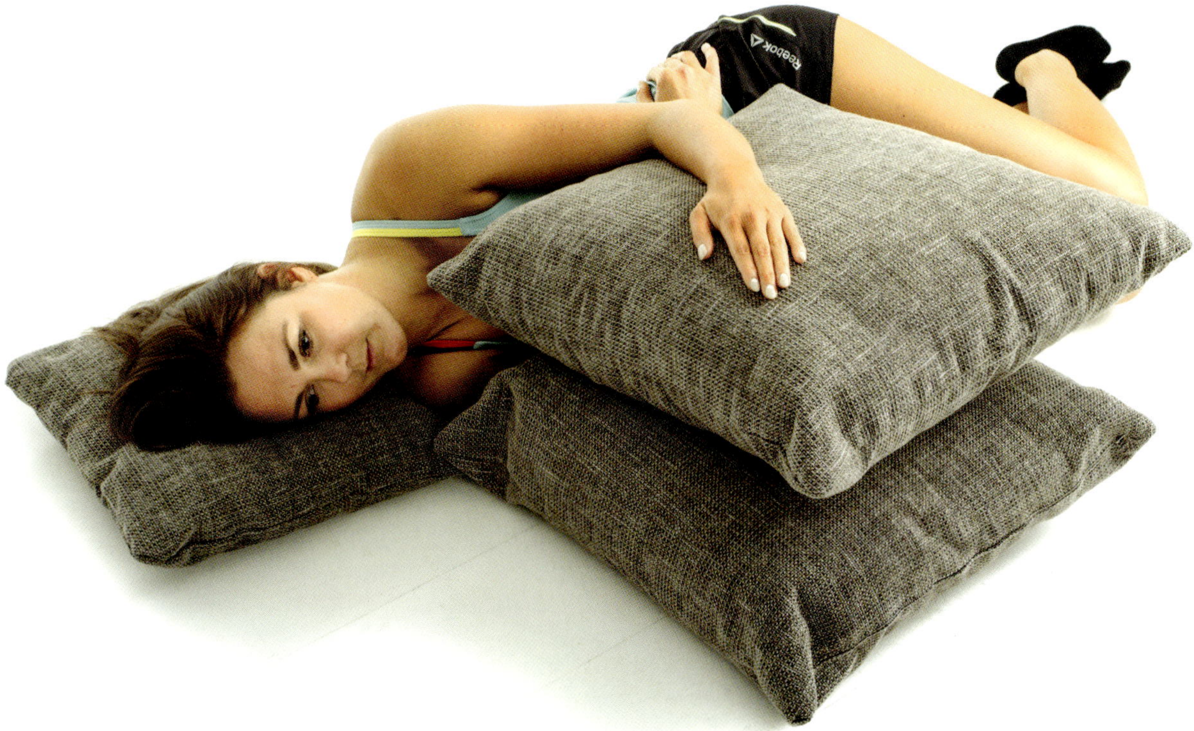

Auf der Seite liegend mit der schmerzenden Schulter oben

Auf der Seite mit der schmerzenden Schulter nach oben zu liegen, ist auch schonend für die Schulter. Legen Sie Kissen unter den Oberarm, sodass die Schulter in einer neutralen Stellung ist und nicht nach vorn fallen kann.

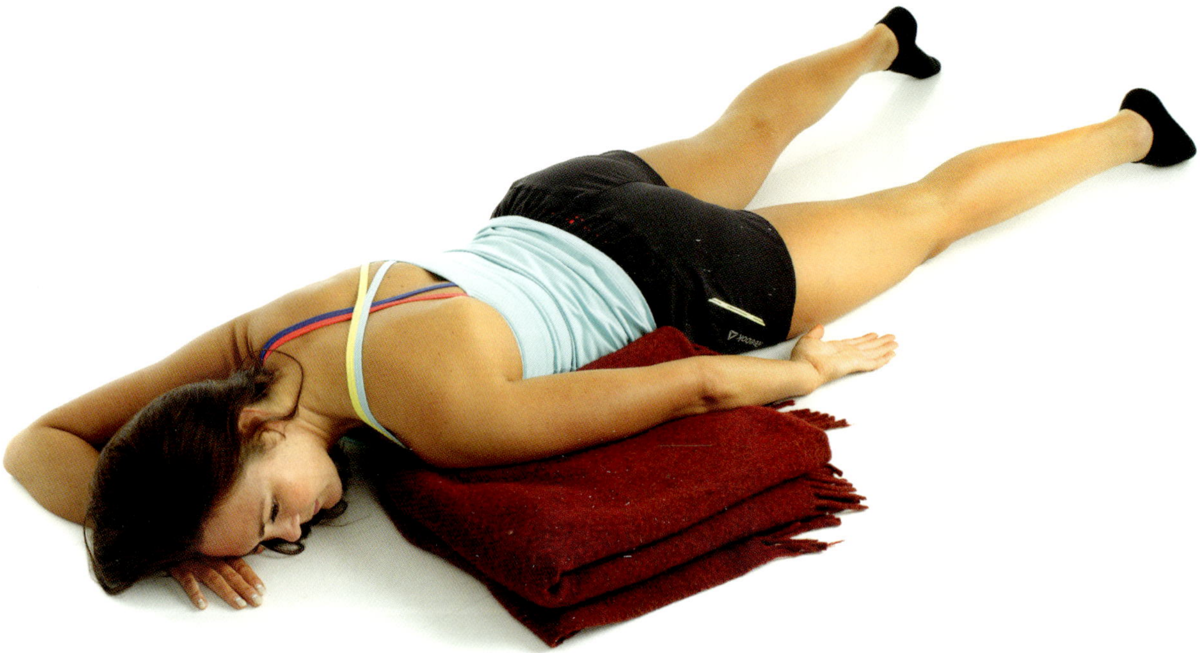

Schlafposition auf dem Bauch

Die Bauchlage wird noch besser, wenn Sie ein Kissen unter der schmerzenden Schulter haben, sodass die Schulter nicht nach vorn fällt.

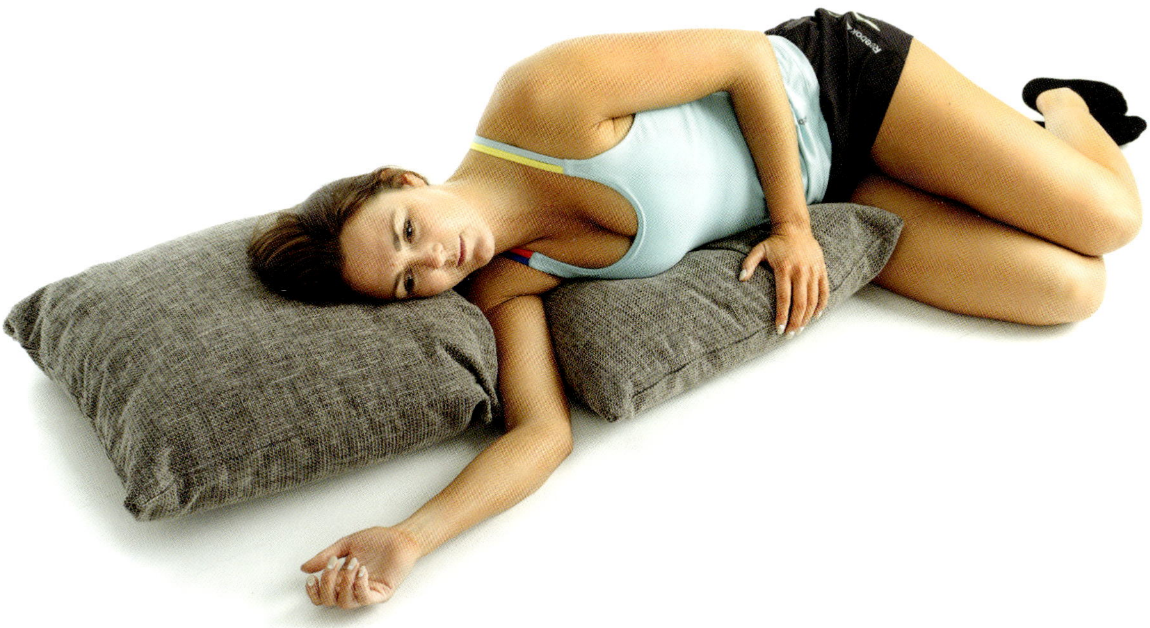

Auf der Seite mit der schmerzenden Schulter unten

„Auf der Seite mit der schmerzenden Schulter unten" kann eine schwierige Position sein. Wenn es Ihre Lieblingsseite ist, können Sie die Position schonender gestalten. Erstellen Sie einen Kanal mit großen Kissen, in dem der Arm liegen kann. So liegen Sie weniger auf der Schulter und verteilen den Druck auf einen größeren Teil des Oberkörpers.

Machen Sie es selbst: Triggerpunkt-Therapie

Ein Triggerpunkt ist ein kleiner, harter und schmerzender Knubbel in einem Muskel. Manche nennen ihn Muskelknoten. Es gibt keine Forschung, die zeigt, dass Triggerpunkte die Ursache für Schulterschmerzen sind, aber es fühlt sich oft gut an, diese wunden Punkte zu „lösen".

Speziell für Triggerpunkte ist, dass sie ausstrahlende Schmerzen in andere Bereiche auslösen können. Ausstrahlende Schmerzen in den Oberarm können zum Beispiel durch Triggerpunkte an der Rückseite des Schulterblattes verursacht werden.

Welche Geräte sollte ich verwenden?

Ein Ball ist ideal, um Druck auszuüben und Triggerpunkte an den meisten Orten zu lösen. Die Härte der Kugel bestimmt, wie stark der Druck ist, der auf den Punkt ausgeübt wird. Variieren Sie selbst, indem Sie alles vom weichen Gummiball bis zum unnachgiebigen Golfball benutzen.

Wenn Sie auf einem Holzboden liegen und sich selbst massieren, kann es ein Vorteil sein, eine Gymnastikmatte unter dem Ball zu haben, um Verrutschen zu verhindern.

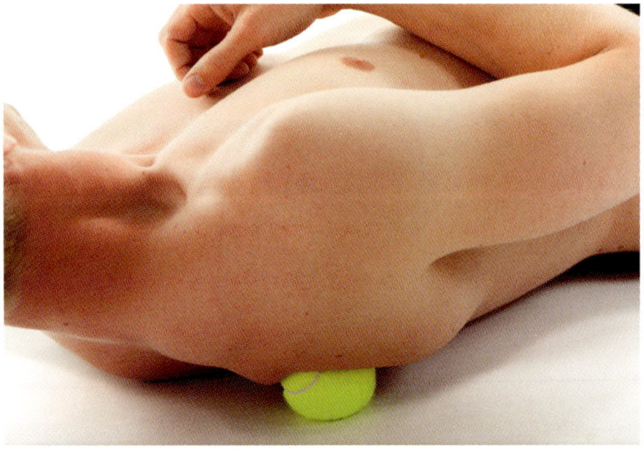

Ein Tennisball ist ein gutes Trainingsobjekt für den Einstieg.

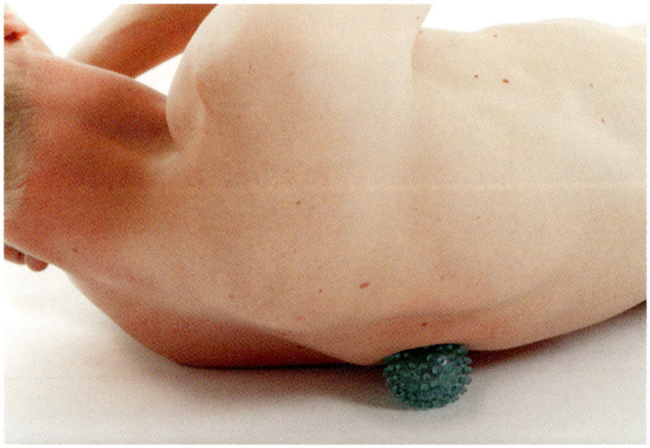

Wenn Sie stärkeren Druck wollen, können Sie eine harte Plastikkugel oder einen Golfball verwenden.

Wie mache ich das?
Eine Selbstbehandlung von Triggerpunkten ist einfach. Wählen Sie eine Kugel mit entsprechender Härte und legen Sie sie auf den zu behandelnden Bereich. Rollen Sie über den Bereich bis Sie den Triggerpunkt finden. Sie können entweder Druck direkt auf den Punkt ausüben oder Sie rollen langsam über dem Punkt hin und her.

Das kann schmerzen, aber es wird nicht so schmerzhaft sein, dass Sie die Muskeln anspannen. Das Ziel ist trotzdem, die Muskeln zu entspannen. Sie können auch spüren, dass der Schmerz ausstrahlt oder an einem anderen Platz auftaucht. Nach kurzer Zeit, etwa nach ein bis zwei Minuten, sollten Sie weniger Schmerz spüren. Wenn der Schmerz weg ist, gehen Sie zum nächsten Bereich über.

Viele Menschen finden es hilfreich, den Ball auf ihren Muskeln zu visualisieren. Das macht Ihnen die Spannung in den Muskeln bewusster, sodass die Triggerpunkte sich schneller „öffnen". Versuchen Sie auch tief in den Bauch zu atmen, während Sie sich selbst massieren.

Wer ist dafür geeignet?
Triggerpunkttherapie kann zu Schmerzlinderung führen und funktioniert oft gut, wenn Sie „diesen einen Punkt" haben, der weh tut. Aber denken Sie daran, dass die Triggerpunktbehandlung eine Symptombehandlung ist. Sie schafft die Ursache der Schmerzen nicht aus der Welt.

Wie man Triggerpunktkarten einsetzt
Auf den folgenden Seiten finden Sie einen Überblick über die meisten Triggerpunkte der Schulter. Das weiße Kreuz zeigt an, wo die üblichen Punkte zu finden sind und die roten Bereiche zeigen, wo es häufig schmerzt.

Erkennen Sie Ihre Schmerzen auf einem der Bilder wieder, kann es sich lohnen zu versuchen, die Bereiche mit weißen Kreuzen zu lösen. Vielleicht ist es das, was für die Linderung der schlimmsten Schmerzen notwendig ist.

Alle Triggerpunkte und Schmerzbereiche sind nur auf einer Seite des Modells gezeigt. Die gleichen Bereiche und Punkte finden sich auf der gegenüberliegenden Seite.

Rhombenmuskel

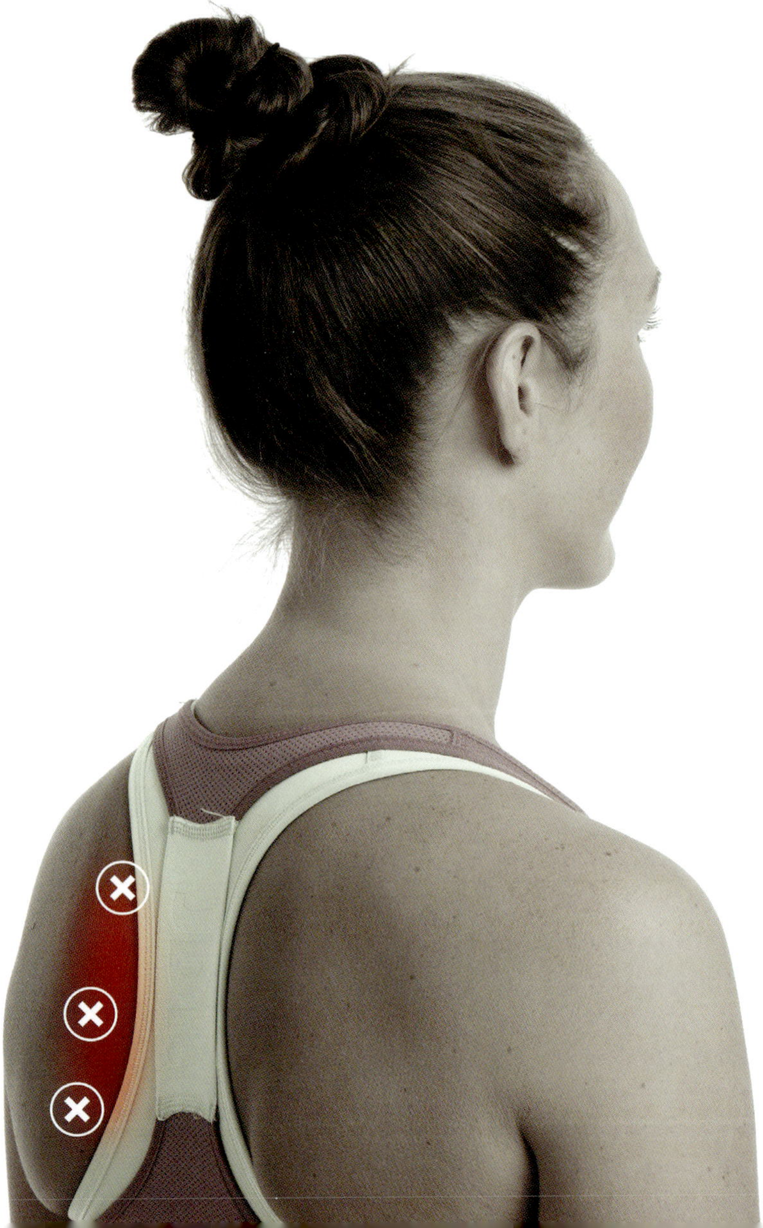

Levator Scapulae

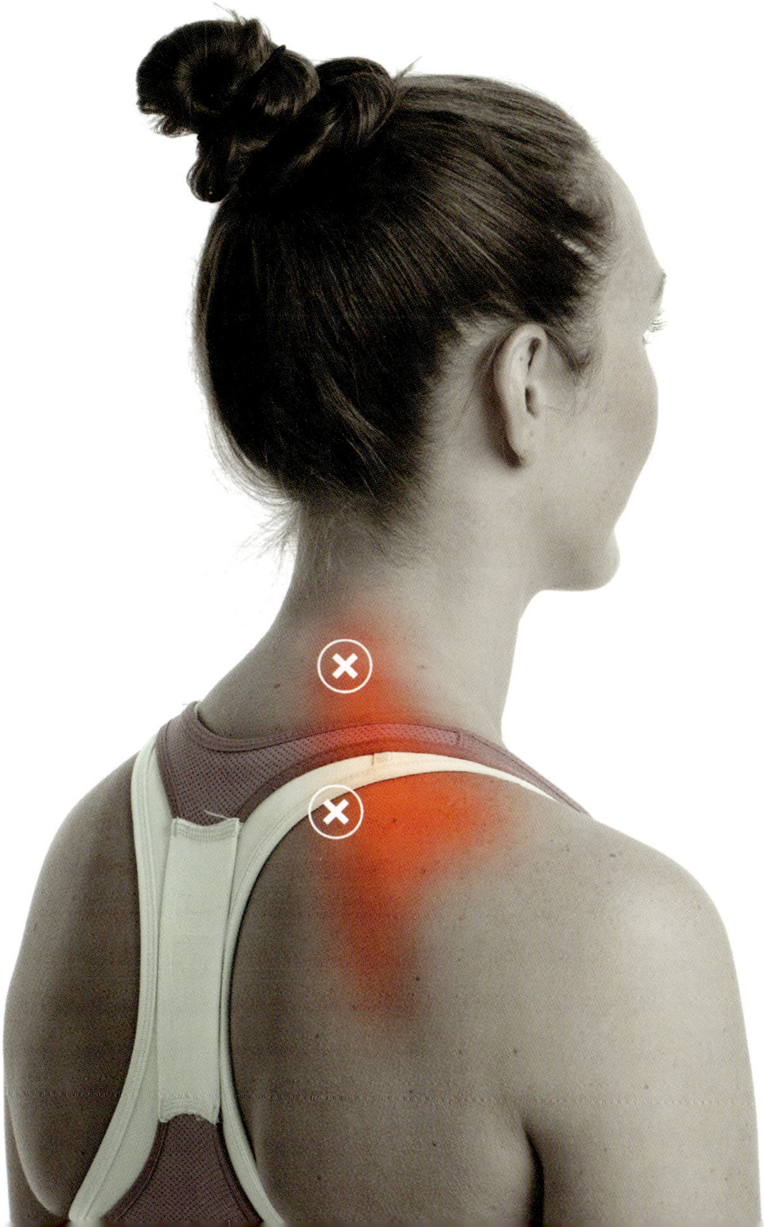

Pectoralis Minor/Pectoralis Major

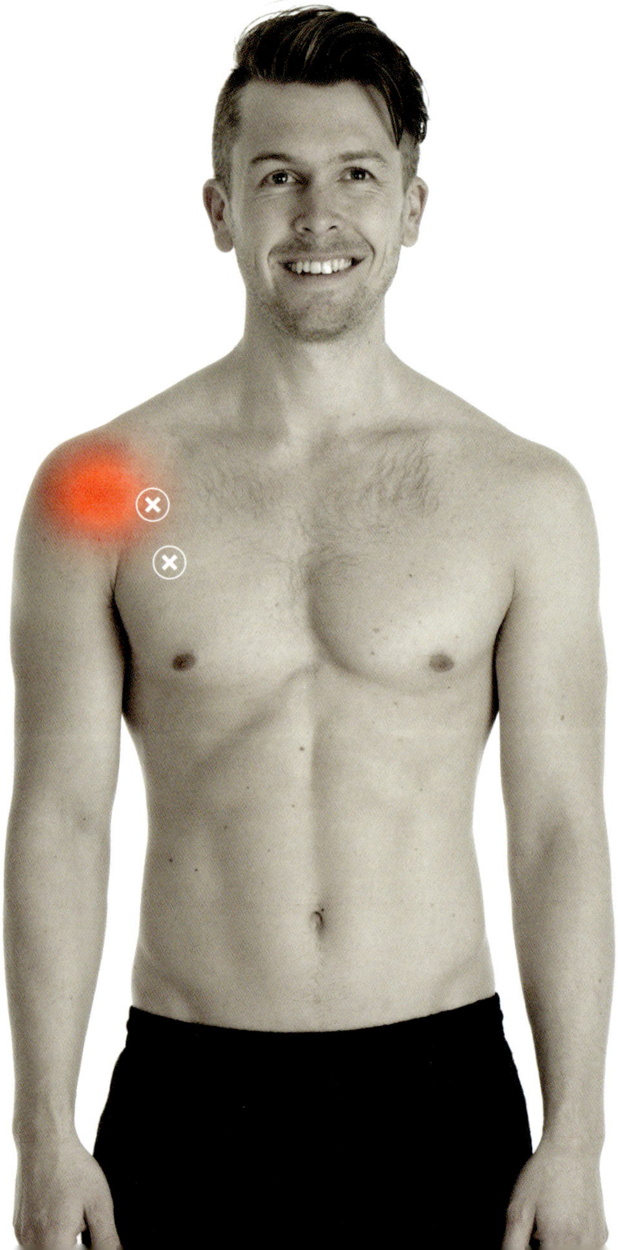

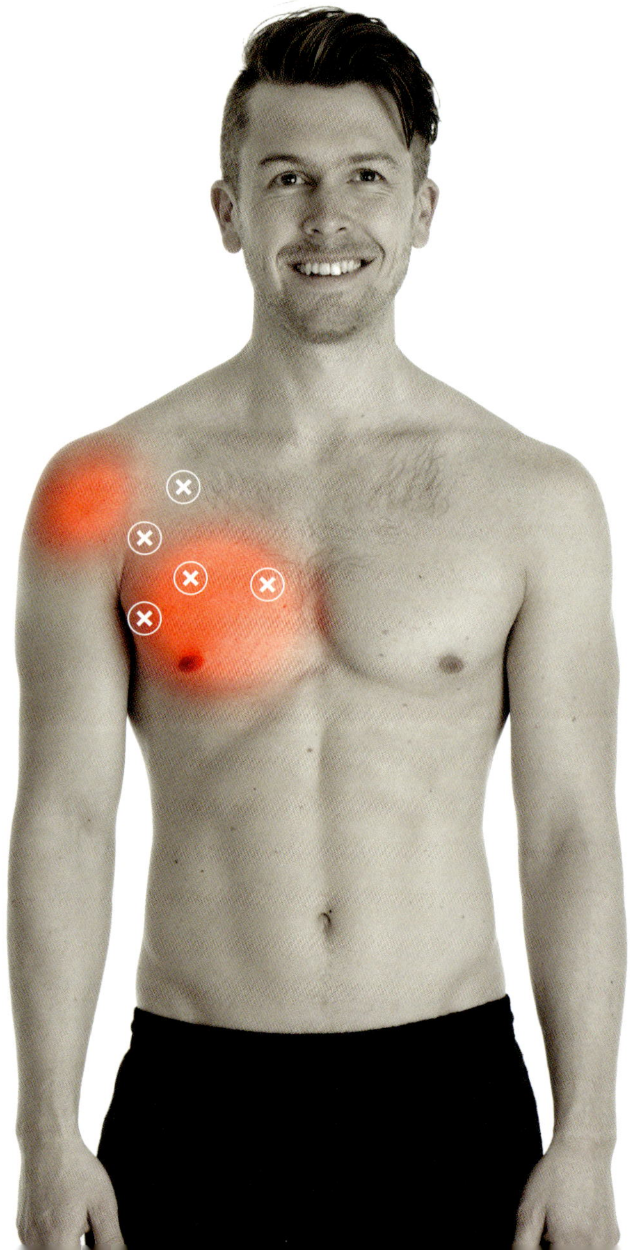

Deltamuskel

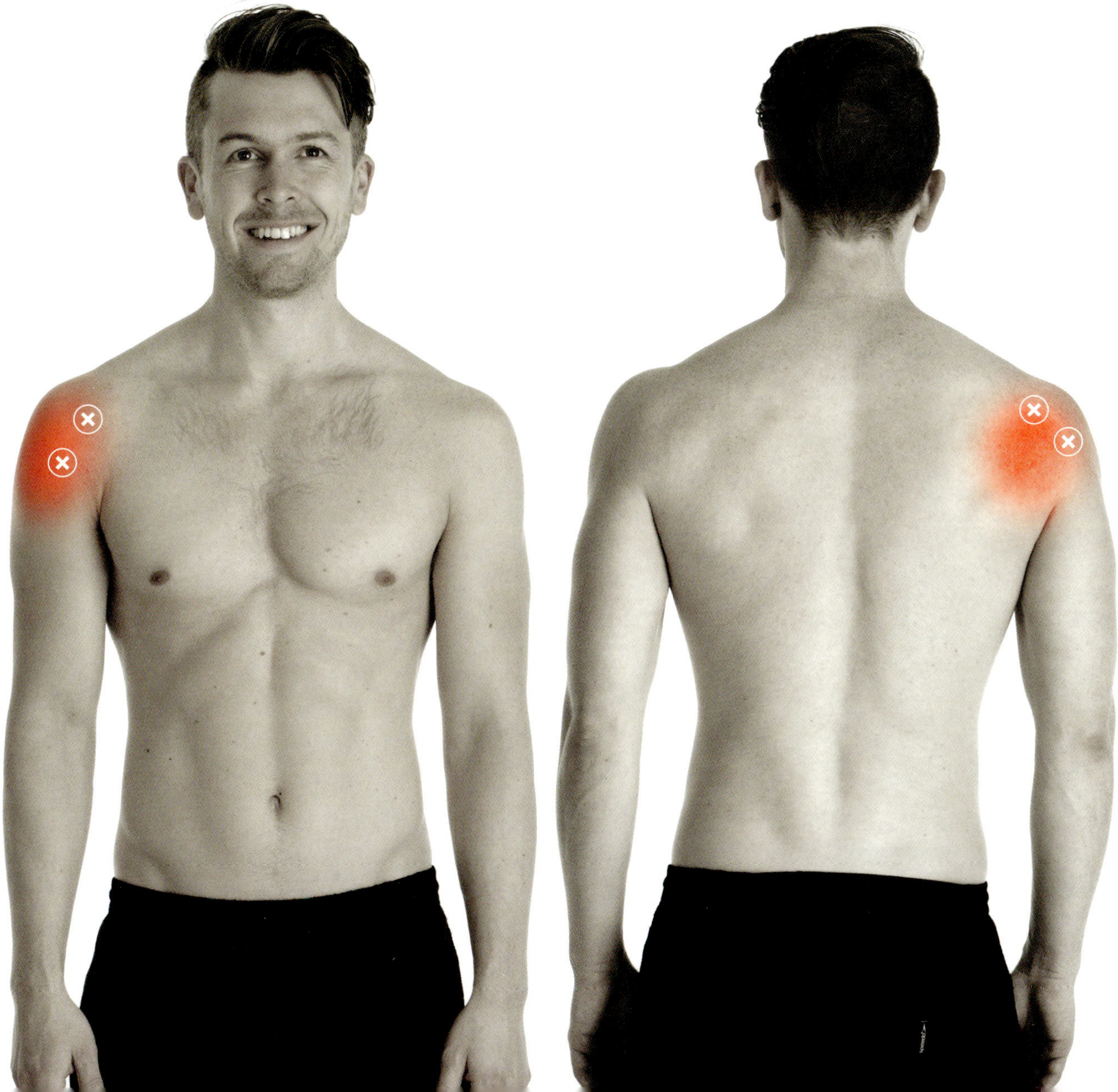

Teres Major/Teres Minor

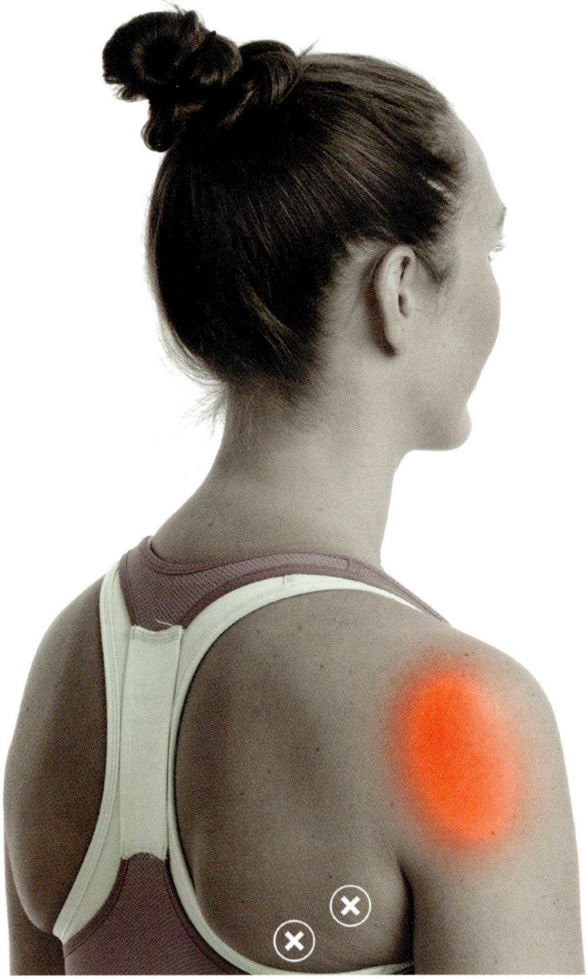

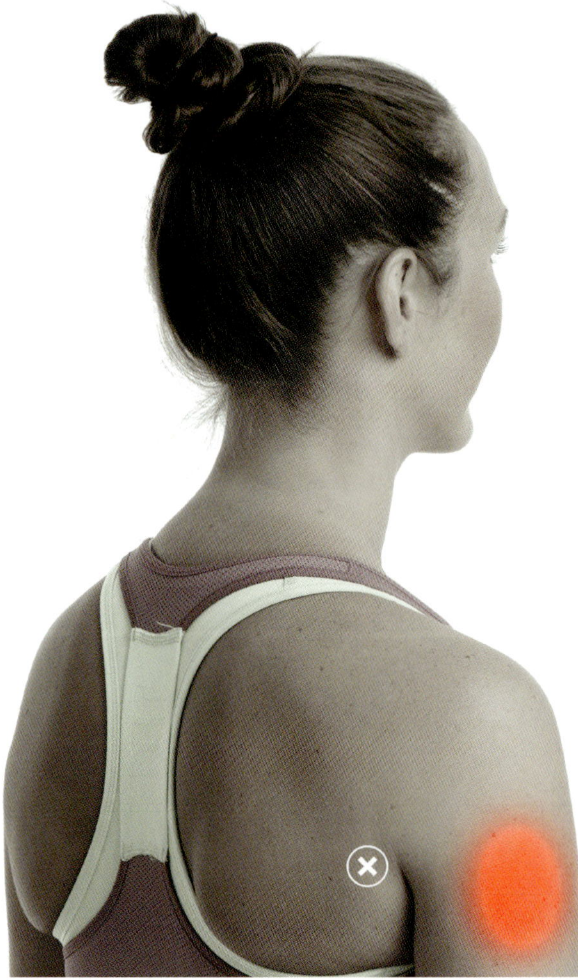

Supraspinatus

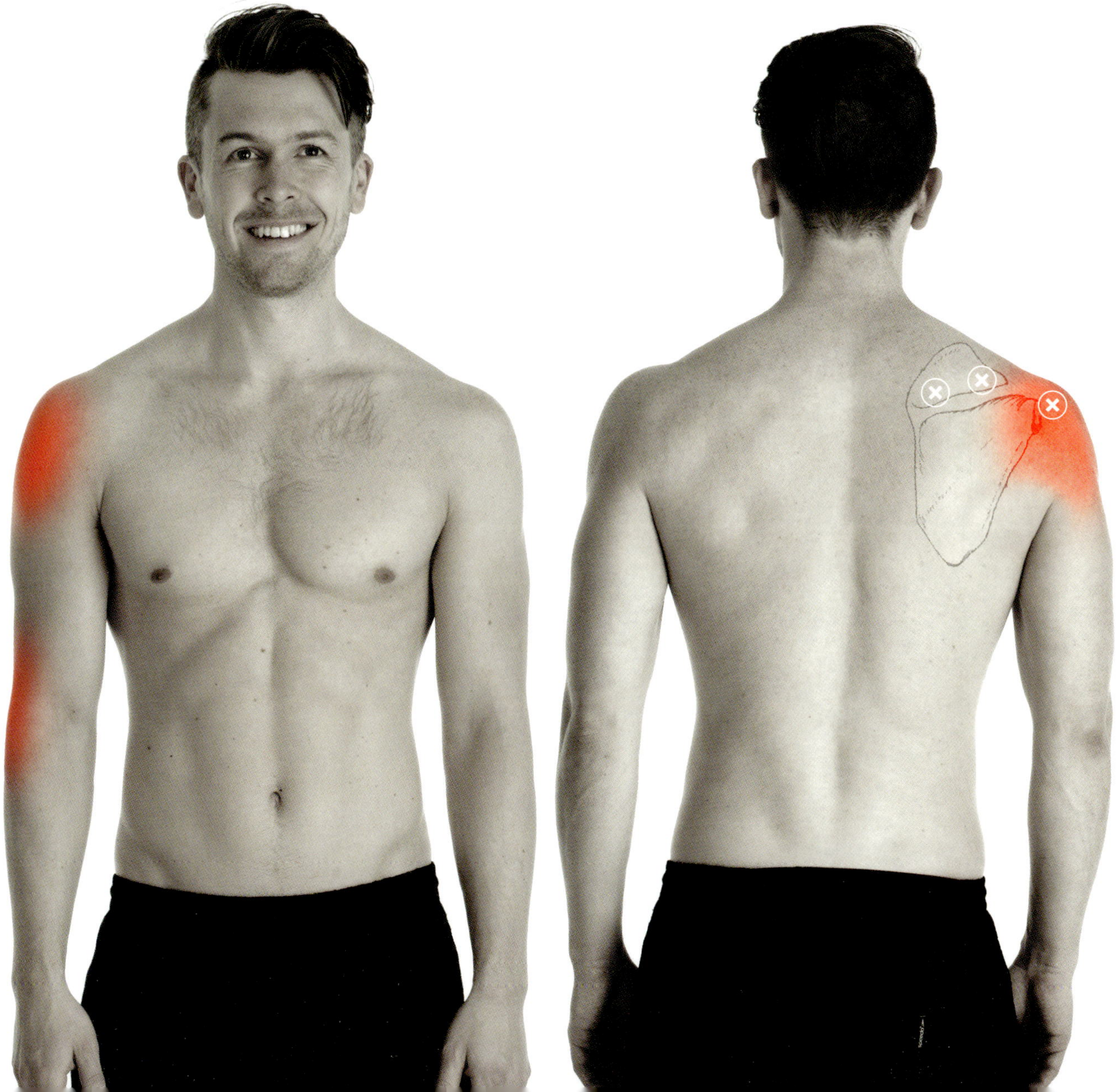

Infraspinatus

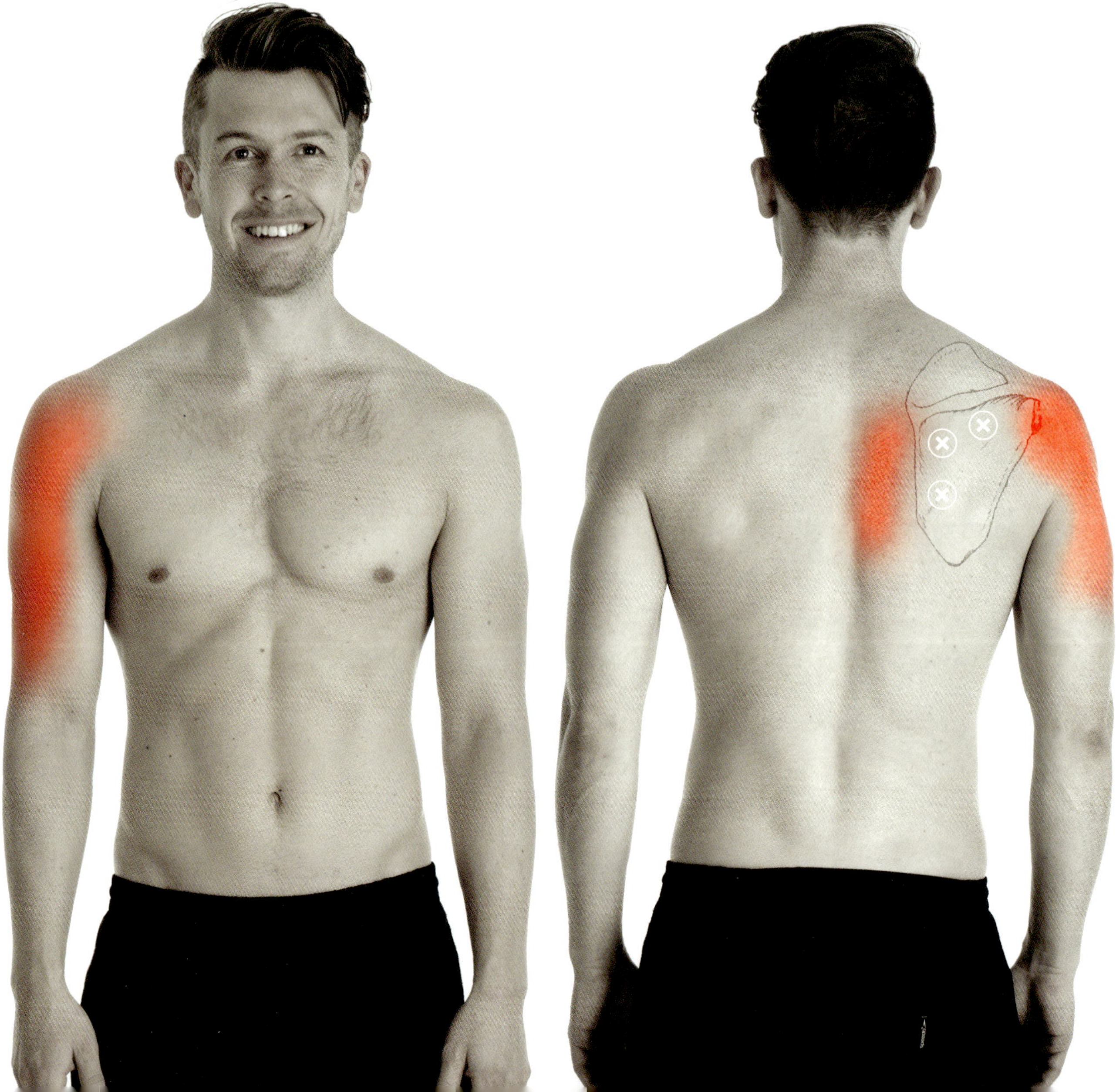

Bizeps

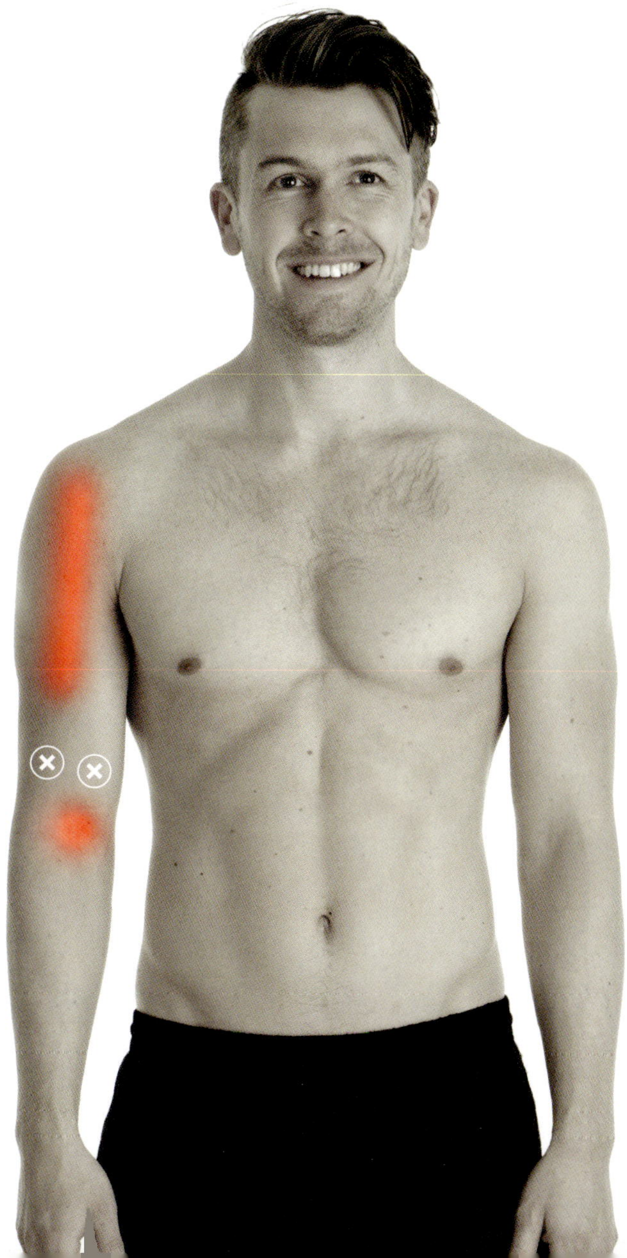

Trizeps

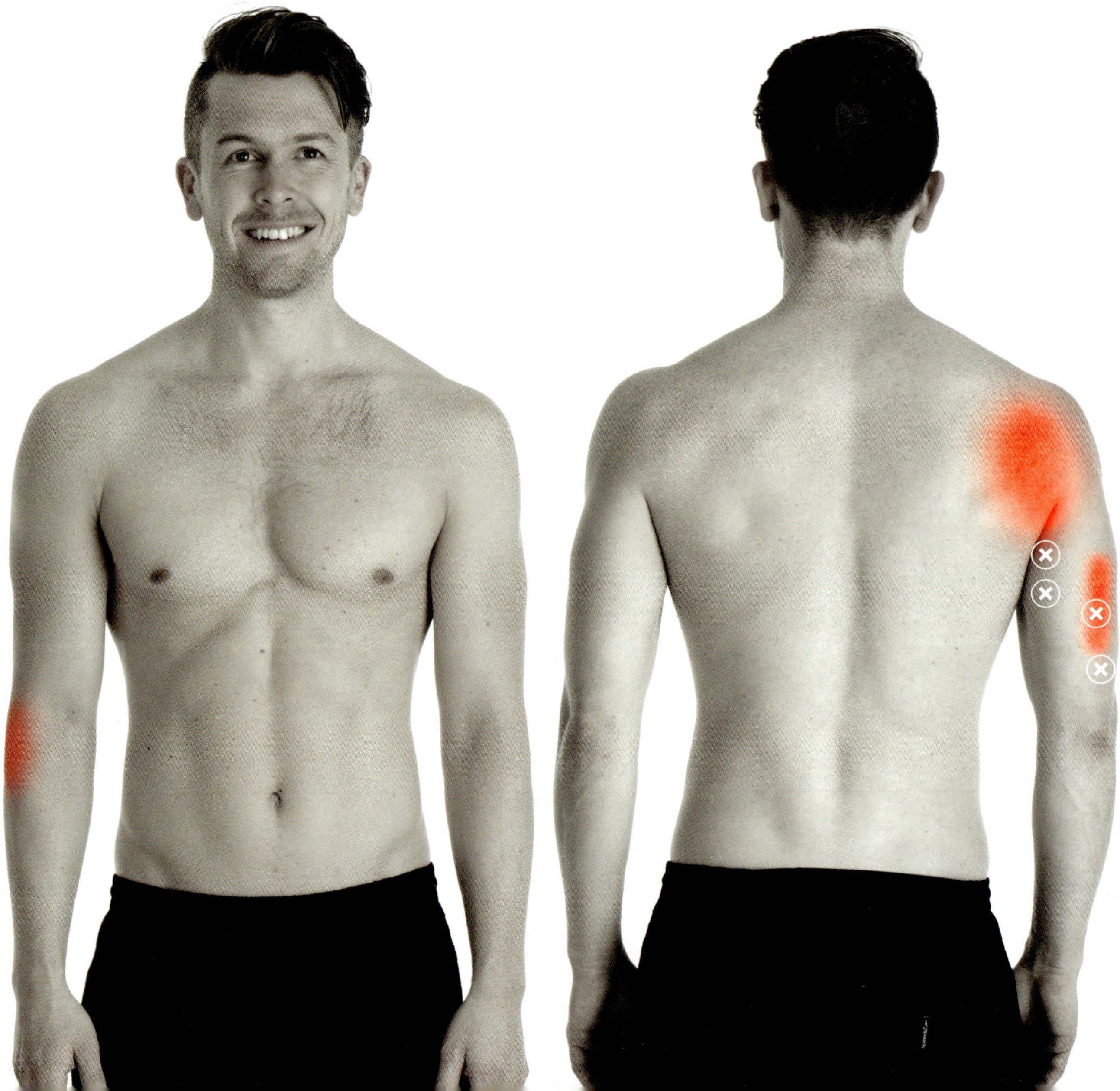

Schulteranalyse

Schmerzlindernde Übungen sind Gold wert, wenn Sie akute Schmerzen haben, aber sie werden Ihnen nicht helfen, die Beschwerden dauerhaft zu beseitigen. Hier kommen die Programme von Frisk Skulder ins Spiel. Beginnen Sie mit der Schulteranalyse, um das zu Ihnen passende Programm zu finden. Die Übungen in den Programmen werden Ihnen helfen, die Muskeln um das Schultergelenk zu stabilisieren, zu dehnen oder zu stärken.

Testen Sie sich: Sind Sie gelenkschwach?

Gelenkschwäche ist ein Zustand, in dem mehrere der Gelenke des Körpers gebogen oder mehr als normal gedehnt werden können. Das wird auch Hypermobilität oder Überbeweglichkeit genannt. Drei einfache Tests helfen, um eine Gelenkschwäche zu bestimmen. Sind Sie gelenkschwach und haben Schulterbeschwerden, sollten Sie Kraft, Kontrolle und Stabilität trainieren.

Drei Tests bestimmen, ob Sie gelenkschwach sind

1. Können Sie Ihren Daumen bis zum Unterarm drücken?
2. Können Sie Ihre Ellbogen oder Knie mehr als 180 Grad beugen?
3. Erreichen Ihre Handflächen den Boden, auch mit gestreckten Knien?

Sind Sie gelenkschwach, sollte es recht einfach sein, diese Bewegungen umzusetzen. Sie sollten sich nicht dazu zwingen, einen dieser Tests durchzuführen. Wenn Sie bei zwei der drei Punkte mit „Ja" antworten können, sind Sie gelenkschwach. Überspringen Sie die folgenden Seiten und gehen Sie direkt zum Trainingsprogramm auf Seite 64.

Erkennen Sie sich nicht wieder in diesen Punkten, lesen Sie weiter und finden Sie heraus, ob Sie gelenksteif sind.

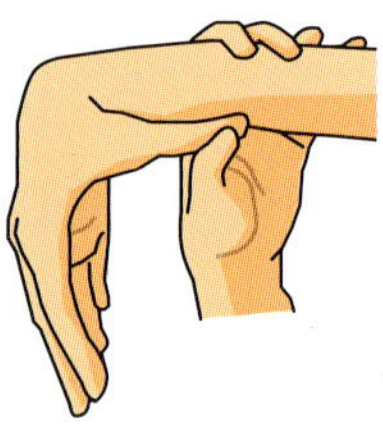

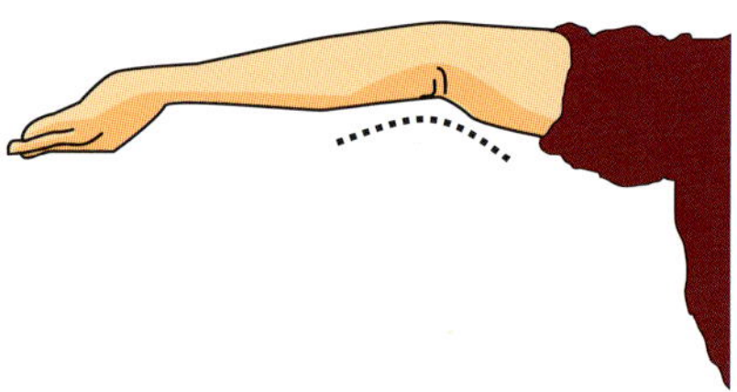

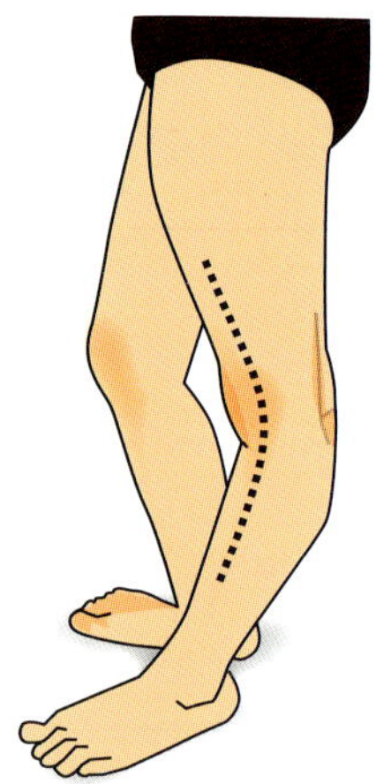

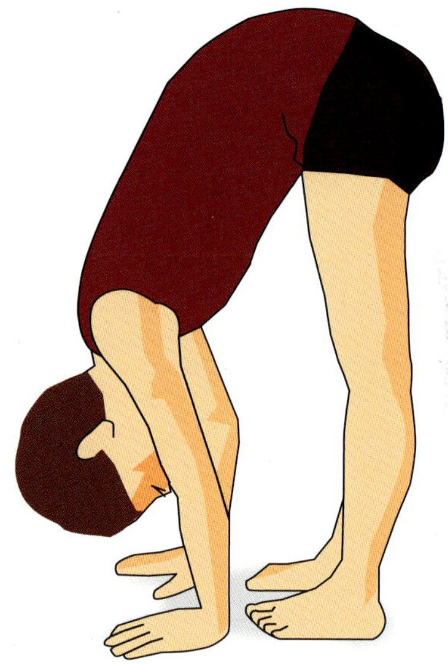

JA Ich bin gelenkschwach
Gehen Sie zur Programmseite 64

NEIN Ich bin nicht gelenkschwach
Weiter auf der nächsten Seite

Testen Sie sich: Sind Sie gelenksteif?

Gelenksteife ist das Gefühl von Härte und mangelnder Beweglichkeit in den Schultern. Drei Punkte und ein Test stellen fest, ob Sie gelenksteif sind. Wenn Sie gelenksteif sind, geht es darum, mehr Beweglichkeit zu erlangen.

Wer sollte NICHT das Programm für Gelenksteife absolvieren?

- Wenn Sie sich schon einmal die Schulter ausgekugelt haben
- Wenn Sie merken, dass Ihre Schulter „klickt" oder sich instabil anfühlt
- Wenn Sie in den letzten drei Monaten ein/en gebrochenen/s Arm oder Schlüsselbein hatten

Wenn Sie etwas davon hatten, gehen Sie weiter zum Basisprogramm (auf der nächsten Seite). Wenn nicht, sind Sie bereit für den Gelenksteife-Test.

Der Gelenksteife-Test

Für diesen Test benötigen Sie einen Mithelfenden oder einen Spiegel. Stehen Sie am Boden mit dem Rücken zum Spiegel oder Mithelfenden. Führen Sie Ihren linken Arm hinter Ihren Rücken. Heben Sie den rechten Arm über den Kopf und legen Sie Ihre Hand hinter den Nacken. Aus dieser Position versuchen Sie Ihre Hände zueinander zu ziehen, sodass sich die Finger berühren. Beobachten Sie, ob es Ihnen gelingt, dass Ihre Hände sich berühren und wenn nicht, wie weit voneinander entfernt Ihre Hände sind. Wiederholen Sie die Übung mit dem rechten Arm auf dem Rücken und dem linken Arm über dem Kopf.

Gehen Sie vom schlimmsten Fall aus, wie weit die Hände am weitesten voneinander entfernt sind. Wenn sich Ihre Hände trafen, überlappten oder weniger als eine Handlänge voneinander entfernt waren, gehen Sie weiter zum Basisprogramm. Wenn Ihre Hände mehr als eine Handlänge voneinander entfernt sind, sind Sie gelenksteif. Gehen Sie weiter zum Gelenksteife-Programm (S. 72). Wenn Sie den Test nicht machen konnten, weil Sie Schmerzen hatten, gehen Sie weiter zum Basisprogramm.

Wenn Sie nun herausgefunden haben, dass Sie weder gelenkschwach noch gelenksteif sind, gehen Sie weiter zum Basisprogramm.

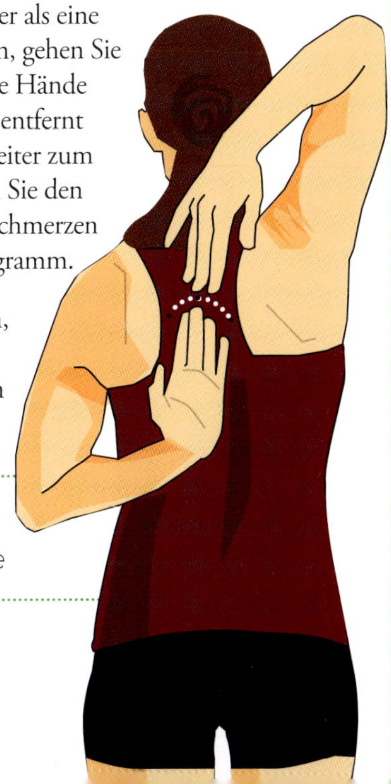

JA Ich bin gelenksteif
Gehen Sie zum Programm auf Seite 72

NEIN Ich bin nicht gelenksteif
Weiter auf der nächsten Seite

FRISK SKULDER
BASISPROGRAMM

Das Basisprogramm ist für alle, die nicht gelenkschwach oder gelenksteif sind und hilft den meisten, Ihre Schulterschmerzen loszuwerden. Es ist einfach und Sie können es täglich in nur zehn Minuten durchführen.

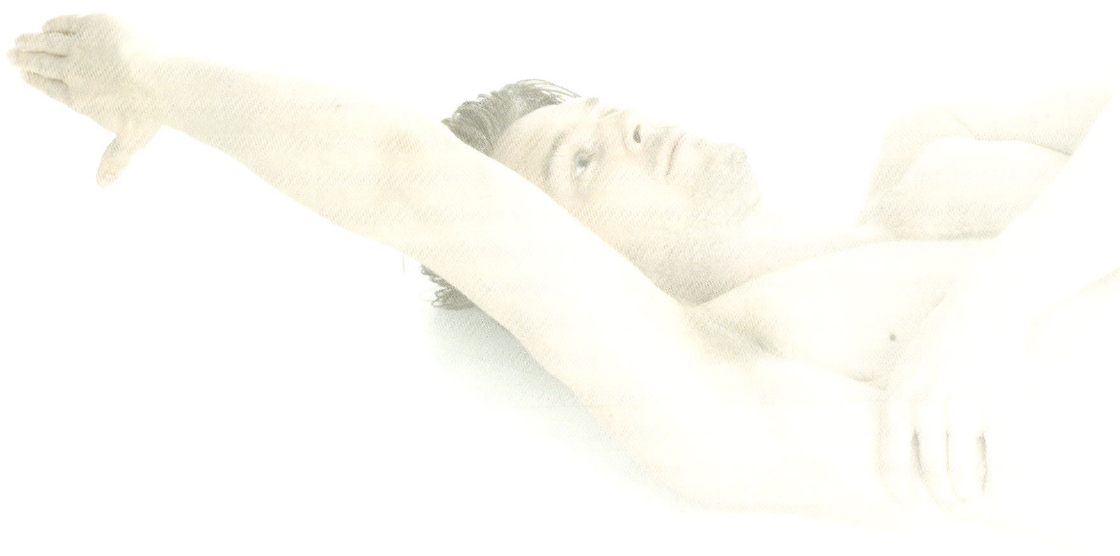

Eine gesunde Schulter ist durch ein Schulterblatt mit guter Beweglichkeit und aktive Muskeln im oberen Arm und Schulterbogen gekennzeichnet. In diesem Training machen Sie eine Übung, die die zu verspannten Muskeln lockert und zwei Übungen zur Aktivierung der Muskeln, die die Schulter bewegen.

Die Übungen sind sorgfältig ausgewählt und zusammengestellt, damit Sie die beste Wirkung in kürzester Zeit erreichen. Das Programm dauert nur 10 Minuten. Auf Seite 62 finden Sie eine Zusammenfassung der Übungen.

Die letzte Übung erfordert ein Paar Schlingen. „Superman in der Schlinge" ist eine Übung, die fast jedem, der eine schmerzhafte Schulter hat, hilft. Wenn Sie nicht bereits Schlingen zu Hause haben, kostet es nicht viel, sich diese zuzulegen. Die billigsten reichen vollkommen aus.

Machen Sie das Programm zweimal täglich drei Monate lang. Finden Sie zwei feste Zeitpunkte, wie morgens und abends, so erhöhen Sie die Wahrscheinlichkeit die Regelmäßigkeit einzuhalten.

Wenn sich die Muskeln rund um die Achselhöhle nicht mehr wund anfühlen, können Sie die Übung „Dehnung der Achseln" auf ein bis zwei Mal wöchentlich reduzieren. Setzen Sie den Rest des Programmes normal fort.

Wenn Sie sich besser fühlen, können Sie das Programm zweimal pro Woche zur Aufrechterhaltung und Vorbeugung machen. Denken Sie daran, dass alles besser ist als nichts! Wenn Sie es nur ein Mal am Tag schaffen, ist das immer noch besser als gar nicht.

Auf mentorverlag.de/friskskulder/extras finden Sie weitere Informationen über die verschiedenen Arten von Schlingen. Dort können Sie auch lernen, wie Sie Ihre Schlinge für unter fünfzehn Euro herstellen können

Dehnung der Achsel

2-3 WIEDERHOLUNGEN, WO DIE MUSKELN WEH TUN

Dehnung der hinteren Achsel
Diese Übung hilft Ihnen, verspannte Muskeln zu lockern und erhöht die Beweglichkeit in der Schulter. Es ist eine Übung, die den meisten Menschen gut tut, unabhängig davon, ob Sie eine wunde Schulter haben oder nicht.

Anfangs kann der Druck oder die Umklammerung der Muskeln weh tun, wie bei einer festen Massage. Dies verringert sich allmählich, wenn die Muskeln weicher und lockerer werden.

So führen Sie die Übung aus: Liegen Sie auf dem Rücken und lassen Sie eine Hand auf der Stirn ruhen. Führen Sie die andere Hand über die Brust und greifen Sie die Muskeln der Achselhöhle der anderen Seite. Drücken Sie den Daumen auf die Muskeln der Achselinnenseite, während Sie mit den Fingern von der anderen Seite andrücken. Halten Sie den Griff während Sie die andere Hand von der Stirn heben und den Arm über den Kopf strecken. Halten Sie den Arm 10 Sekunden lang über dem Kopf, bevor Sie Ihre Hand wieder auf die Stirn legen und den Griff in der Achselhöhle verändern.

Beginnen Sie, indem Sie von ganz oben in der Achselhöhle den Muskeln entlang nach unten massieren. Wenn Sie zu einem besonders wunden Punkt kommen, können Sie den Griff dort halten und die Übung drei Mal wiederholen, bevor Sie weitermachen. Sie müssen nur die Achsel auf der Seite der schmerzenden Schulter dehnen. Verwenden Sie den gesunden Arm zum Greifen und Drücken.

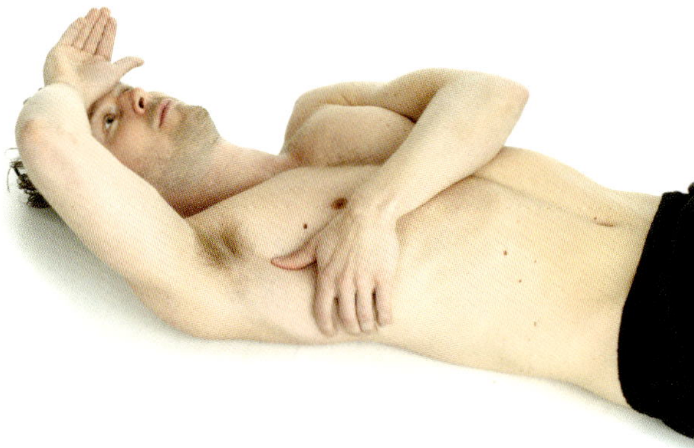

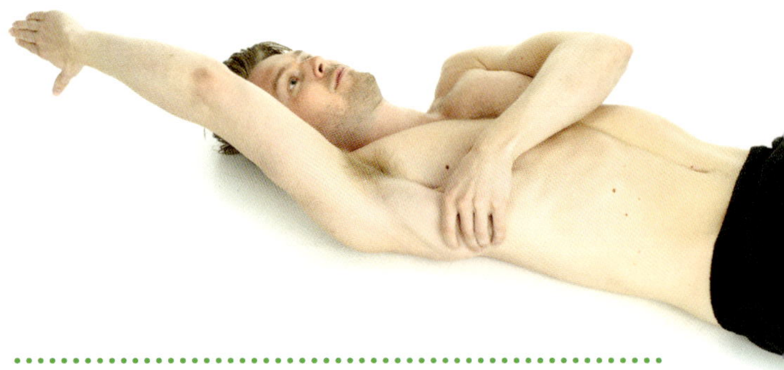

Experten-Tipp:
Wenn Ihr Griff nicht weit genug reicht, können Sie gleich Ihre Fingerspitzen nehmen und auf die Muskeln drücken. Tut es weh, den Arm auszustrecken, lassen Sie ihn auf der Stirn ruhen und massieren nur die Muskeln in der Achselhöhle.

Dehnung der vorderen Achsel

Wie bei der Dehnung der hinteren Achselhöhle ist dies eine Übung, die den meisten Menschen gut tut. Sie erhöhen die Beweglichkeit der Schulter und massieren einen Bereich, der oft schmerzhaft und verspannt ist.

So führen Sie die Übung aus: Liegen Sie auf dem Rücken mit einem Ellbogen zur Decke zeigend. Tut das weh, können Sie die Hand wie bei der vorherigen Übung auf Ihrer Stirn ruhen lassen. Führen Sie die andere Hand über die Brust und umfassen die Muskeln im vorderen Teil der Achselhöhle. Bedenken Sie, dass Sie gut in und unter die Brustmuskulatur kommen sollten. Drücken Sie die Hand zusammen, sodass Sie Druck auf die Muskeln ausüben. Halten Sie den Druck gleichmäßig, während Sie den Arm über den Kopf hinter sich strecken. Halten Sie den Arm zehn Sekunden lang über dem Kopf.

Beginnen Sie, indem Sie von ganz oben in der Achselhöhle den Muskeln entlang nach unten massieren. Wenn Sie zu einem besonders wunden Punkt kommen, können Sie den Griff dort halten und die Übung drei Mal wiederholen, bevor Sie weitermachen. Sie müssen nur die Achsel auf der Seite der schmerzenden Schulter dehnen.

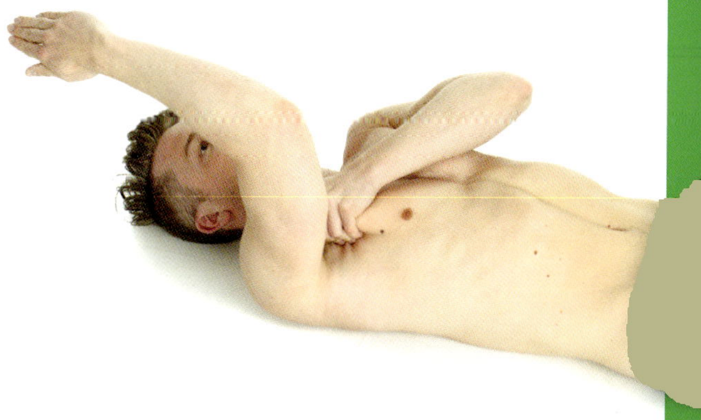

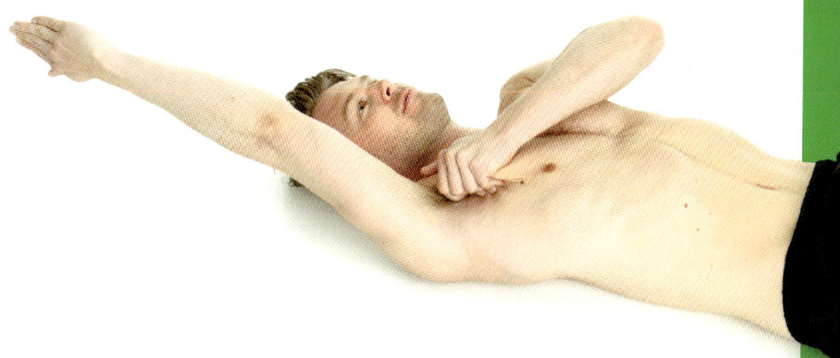

Haltungsübung

10 WIEDERHOLUNGEN

Eine übermäßige Krümmung der Wirbelsäule ist ein typischer Fehler, den man bei den Ausführungen der Übungen „Wandstreckung“ und „Superman in der Schlinge“ beobachten kann. Diese Übung ist eine Vorstufe, die Sie auf die nächsten beiden Übungen vorbereiten soll. Betrachten Sie sie als eine Aufwärmübung. Sie hilft Ihnen bewusst, eine Haltung mit Mittelposition der Wirbelsäule einzunehmen.

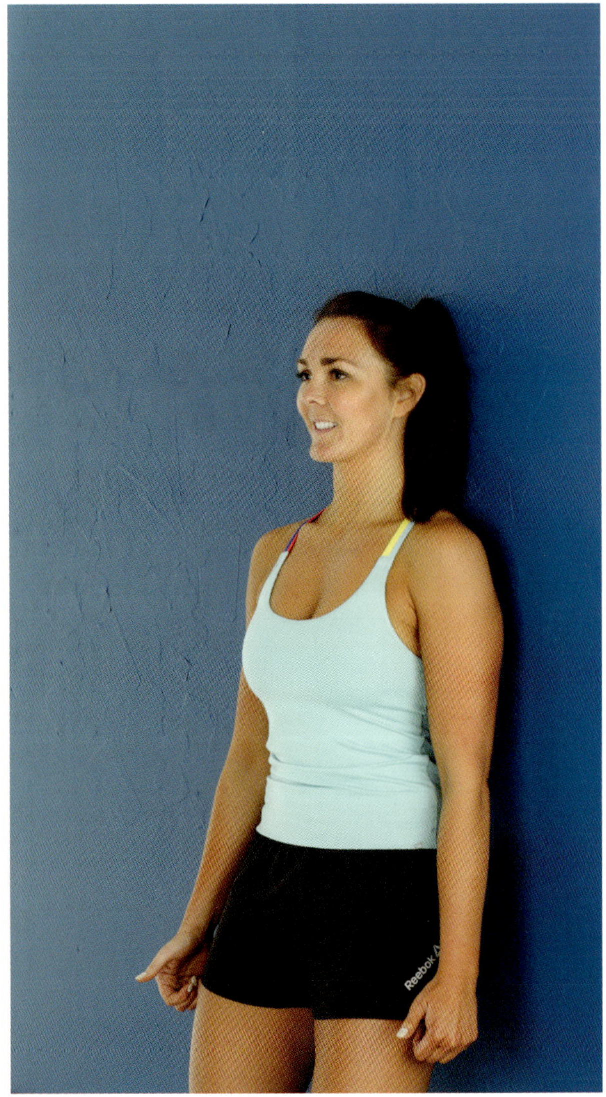

So führen Sie die Übung aus: Stehen Sie mit dem Rücken zu einer Wand und den Beinen 10-15 cm von der Wand entfernt. Lehnen Sie sich gegen die Wand und machen Sie Ihren Rücken lang. Ziel ist es, dass Kopf, Schultern, Brustrücken und Hüfte die Wand berühren. Versuchen Sie, diese Position bei einem Minimum an Muskelaktivität aufrecht zu halten.

Von dieser Ausgangsposition, ohne die Krümmung im unteren Rücken zu verstärken, versuchen Sie Ihre Hände über den Kopf zu heben. Halten Sie Ihre Hände fünf Sekunden lang über dem Kopf. Sie müssen die Hände nicht höher heben, als es die schmerzhafte Schulter erlaubt.

Experten-Tipp:
Dies ist eine vorbereitende Haltungsübung. Versuchen Sie den Rücken in der mittleren Position mit einer kleinen Krümmung im unteren Rücken zu halten.

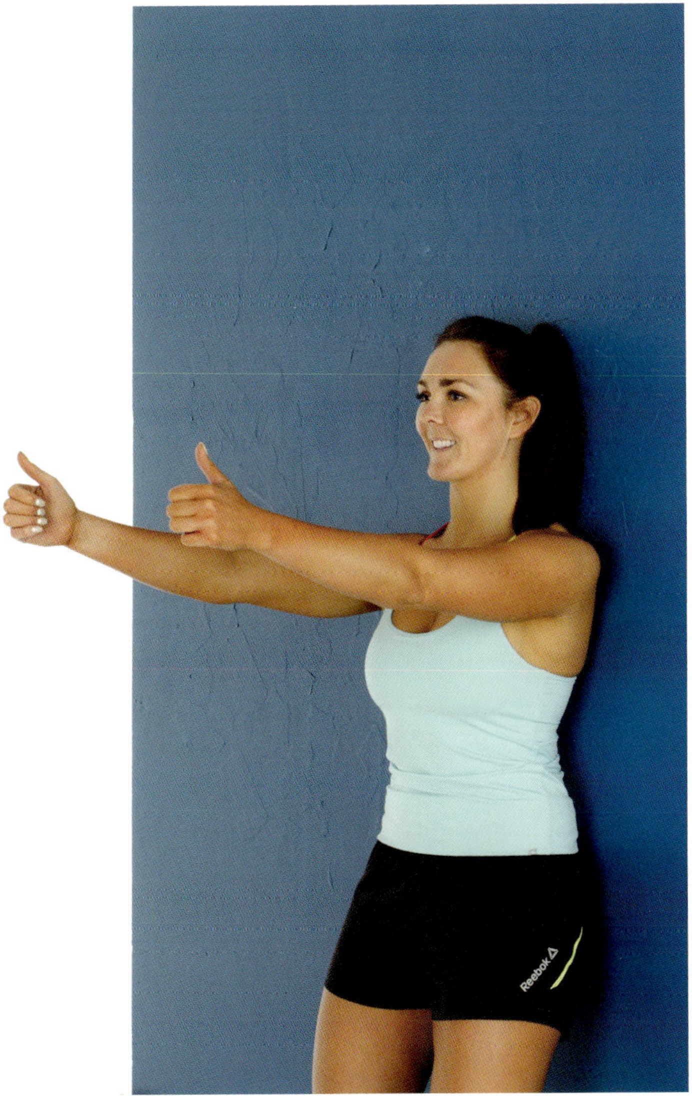

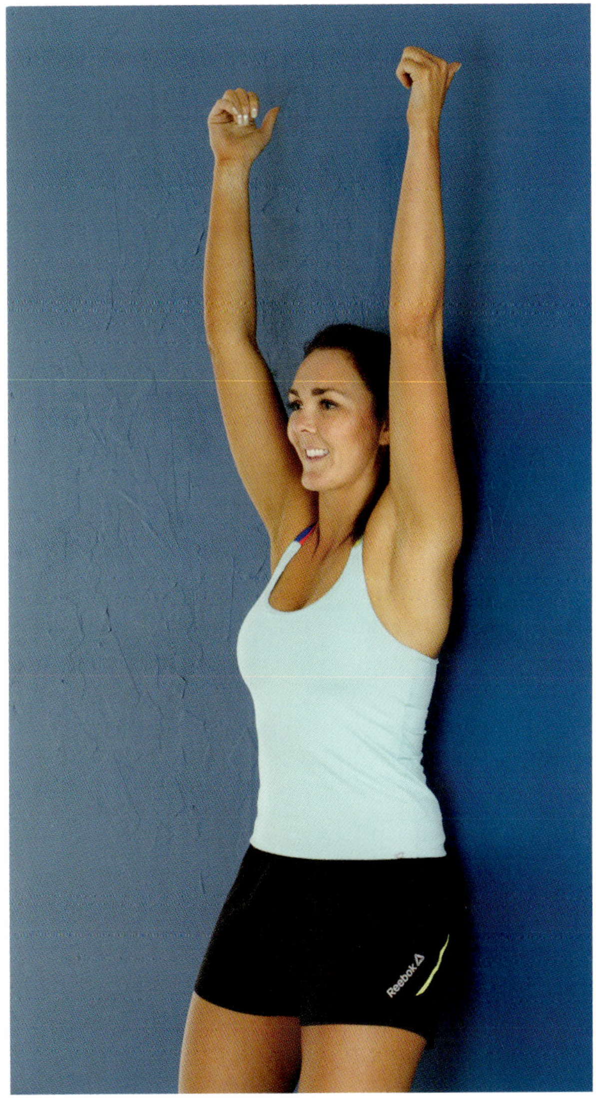

Wandstreckung

10 WIEDERHOLUNGEN ×3 SÄTZE

Diese Übung sieht vielleicht einfach aus, ist aber genial. Sie aktivieren die Bewegungsmuskeln und die Übung ist sanft zum Schultergelenk und sie ist relativ einfach, um schmerzfrei zu werden.

So führen Sie die Übung aus: Stehen Sie etwa eine halbe Fußlänge von der Wand weg mit den Beinen etwas auseinandergestellt. Stehen Sie in Richtung Wand. Beugen Sie leicht die Knie und Hüfte und stehen Sie etwas vorgebeugt. Stützen Sie Ihre Hände an der Wand ab, mit den Daumen zu Ihnen zeigend. Halten Sie ein Gummiband zwischen den Händen. Verwenden Sie am besten einen gewöhnlichen, weißen Haushaltsgummi der dickeren Sorte. Halten Sie Ihre Hände etwas weiter als eine Schulterbreite auseinander.

Pressen Sie leicht mit der Außenseite der Hände gegen die Wand (ca. 1 kg Druck), während Sie die Arme parallel nach oben schieben. Wenn Sie nicht sicher sind, wie viel 1 kg Druck ist, können Sie es mit einer Küchenwaage vor der Übung ausprobieren.

Halten Sie Ihre Arme nach oben, bis sie vollständig ausgestreckt sind oder Sie von Schmerzen gestoppt werden. Können Sie Ihre Arme heben, bis sie gerade sind, heben Sie sie fünf Sekunden lang weg von der Wand über Ihren Kopf. Legen Sie Ihre Arme wieder gegen die Wand und schieben Sie sie wieder nach unten in die Ausgangsposition. Halten Sie den gleichen Druck gegen die Wand auf dem Weg nach unten wie nach oben.

Ist die Ausführung der Übung schmerzhaft, hören Sie auf, bevor Sie eine schmerzhafte Höhe erreichen.

Wenn es weh tut die Arme von der Wand zu lösen, lassen Sie sie einfach dort.

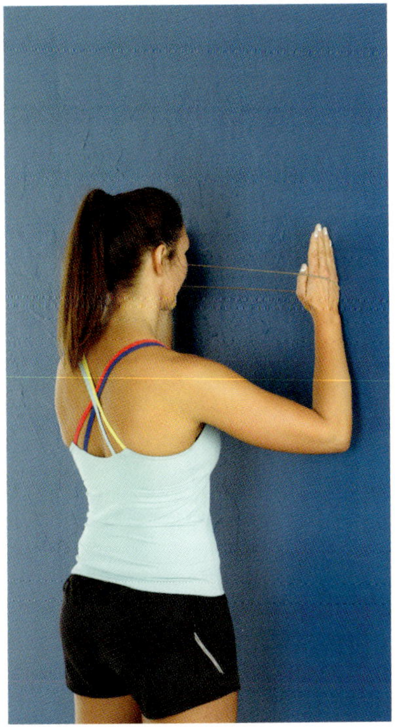

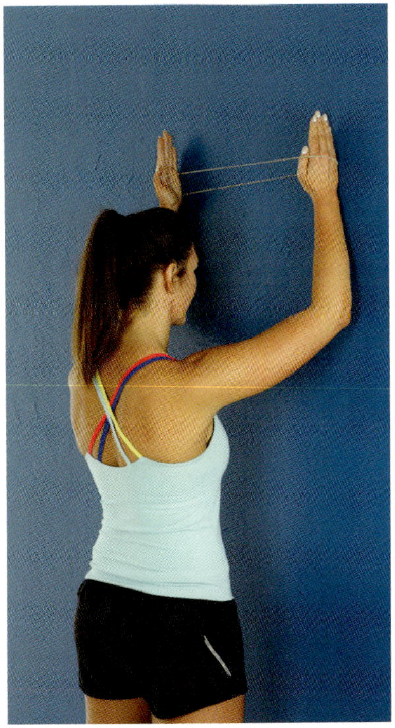

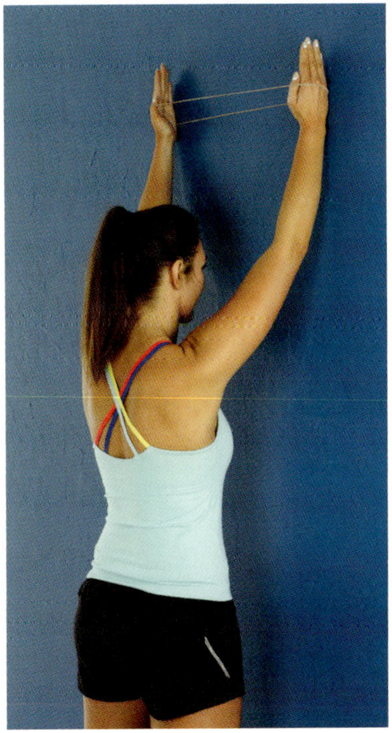

Experten-Tipp:
Konzentrieren Sie sich darauf, den Rücken in der Mittelposition zu halten, und vermeiden Sie eine heftigere Krümmung in der Wirbelsäule während der ganzen Übung. Finden Sie es schwierig den Rücken ruhig zu halten, versuchen Sie, ein Knie gegen die Wand zu stützen. Dies ermöglicht es Ihnen, mehr Unterstützung zu erhalten, sodass es leichter wird, die Krümmung im Rücken zu kontrollieren.

Denken Sie daran, dass nur die Außenflächen der Hände und nicht der gesamte Unterarm gegen die Wand pressen sollen. Die Hände sollen ein Kilo Druck gegen die Wand pressen. Vermeiden Sie es, Ihren Körper zu sehr vorzubeugen, sonst ruhen Sie sich an der Wand aus.

Superman in Schlingen

10 WIEDERHOLUNGEN ×3 SÄTZE

Schlingenübungen stimulieren das Schultergelenk und aktivieren die Muskeln um die Schulter. Die Übungen fühlen sich oft weniger schmerzhaft an, als den Arm einfach so zu heben. Starten Sie langsam und mit geringer Vorwärtsbewegung. Wenn Sie die Kontrolle haben, können Sie Ihre Arme schrittweise weiter und weiter nach vorn bewegen.

So führen Sie die Übung aus: Starten Sie in einer knienden Position mit den Schlingen von der Decke über Ihnen hängend. Die Griffe sollten etwa einen halben Meter über dem Boden sein.

Nehmen Sie die Schlingen, lehnen Sie sich nach vorn und legen Sie nach und nach mehr Körpergewicht in die Schlingen. Strecken Sie die Arme so weit nach vorn, wie Sie die Kontrolle haben. Halten Sie die Position für 3 Sekunden, bevor Sie Ihre Arme nach unten auf den Boden drücken und dann geführt und ruhig zurück in die Ausgangsposition gehen.

Konzentrieren Sie sich darauf, den Rücken während der Übung ruhig zu halten. Vermeiden Sie eine übermäßige Krümmung in der Wirbelsäule oder dem oberen Rücken. Ihr ganzer Körper, von den Knien aufwärts, soll nach vorn sinken, während Sie die Arme ausstrecken.

Experten-Tipp:
Die Übung funktioniert schlecht, wenn die Schlingen in einem Türrahmen befestigt sind. Die Türbefestigung verändert den Winkel der Seile und macht es schwieriger, die Übung richtig auszuüben.

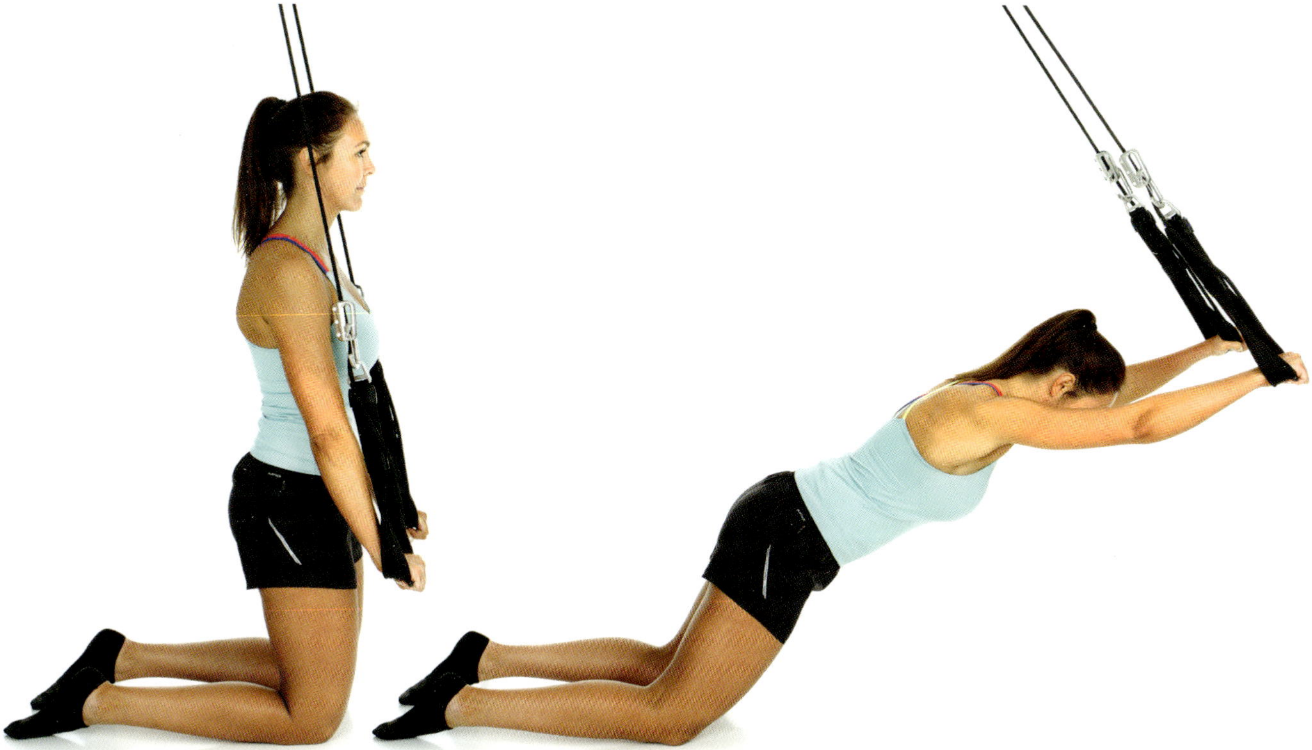

Übersicht: Basisprogramm

DEHNUNG DER HINTEREN ACHSEL

2-3 WIEDERHOLUNGEN, WO DIE MUSKELN WEH TUN

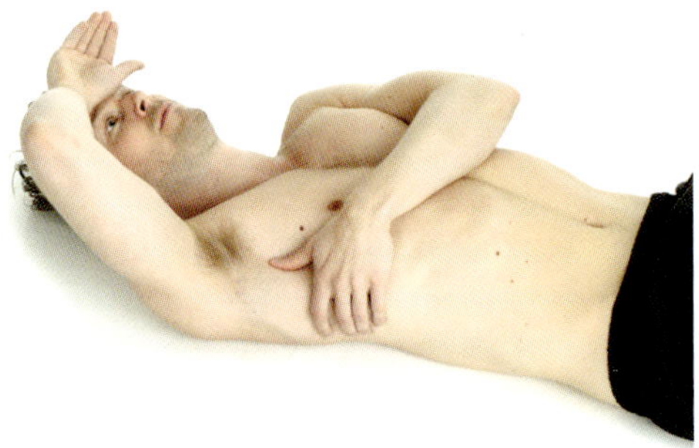

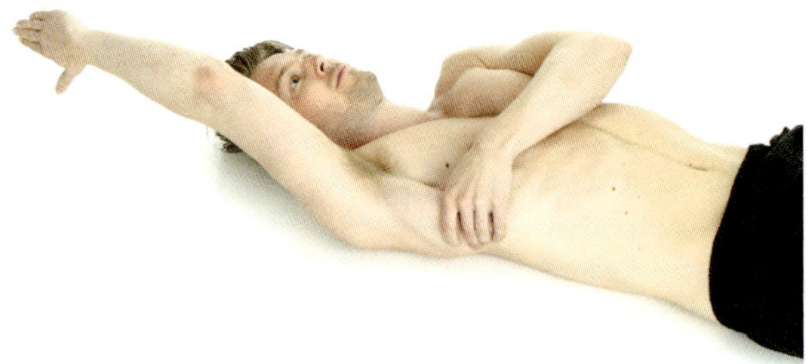

DEHNUNG DER VORDEREN ACHSEL

2-3 WIEDERHOLUNGEN, WO DIE MUSKELN WEH TUN

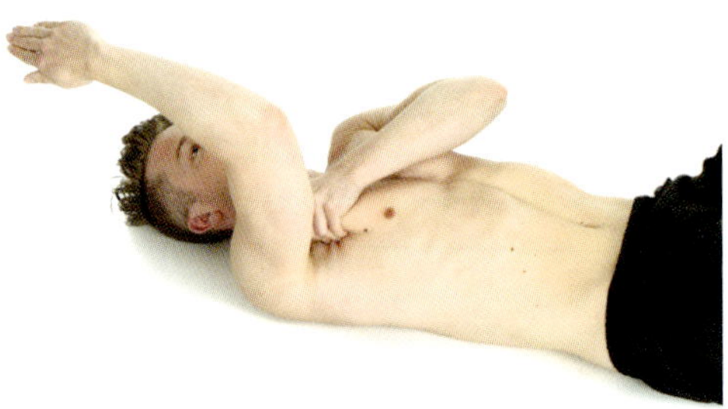

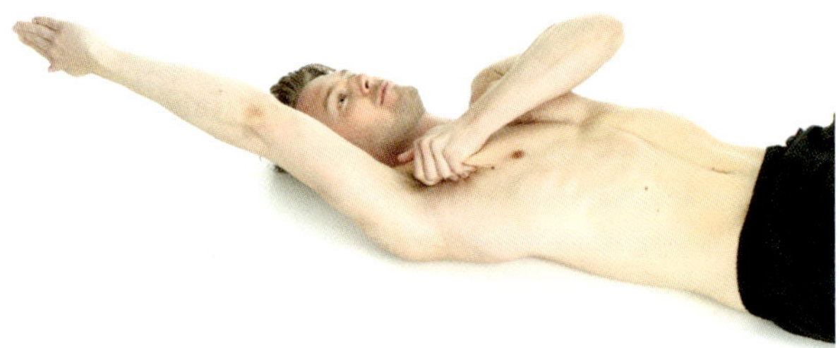

HALTUNGSÜBUNG

10 WIEDERHOLUNGEN

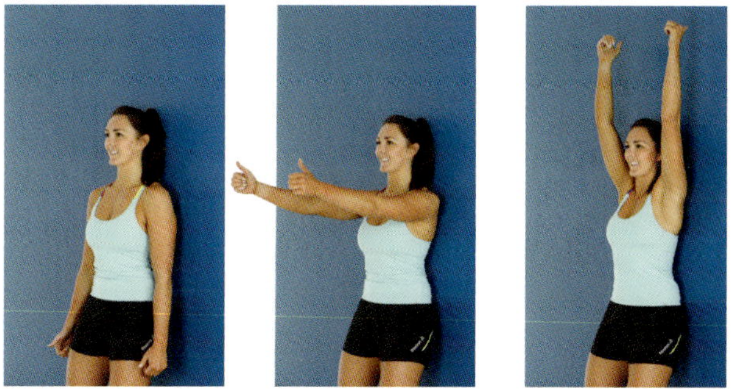

WANDSTRECKUNG

10 WIEDERHOLUNGEN ×3 SÄTZE

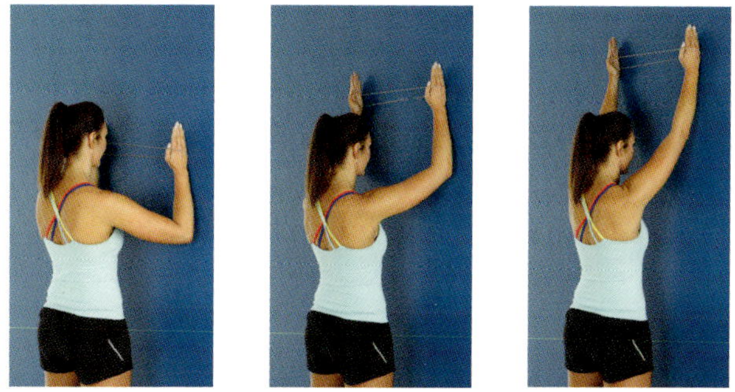

SUPERMAN IN SCHLINGEN

10 WIEDERHOLUNGEN ×3 SÄTZE

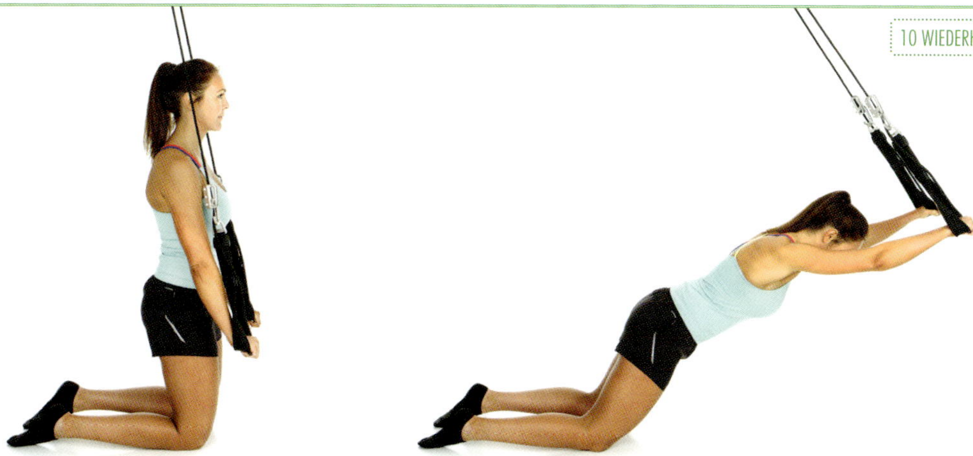

FRISK SKULDER

FÜR GELENKSCHWACHE

Für diejenigen, die gelenkschwach sind, ist das Ziel Stärke und Stabilität der Schulter zu trainieren. Dieses Programm enthält einfache und effektive Übungen, die helfen, dieses Ziel zu erreichen.

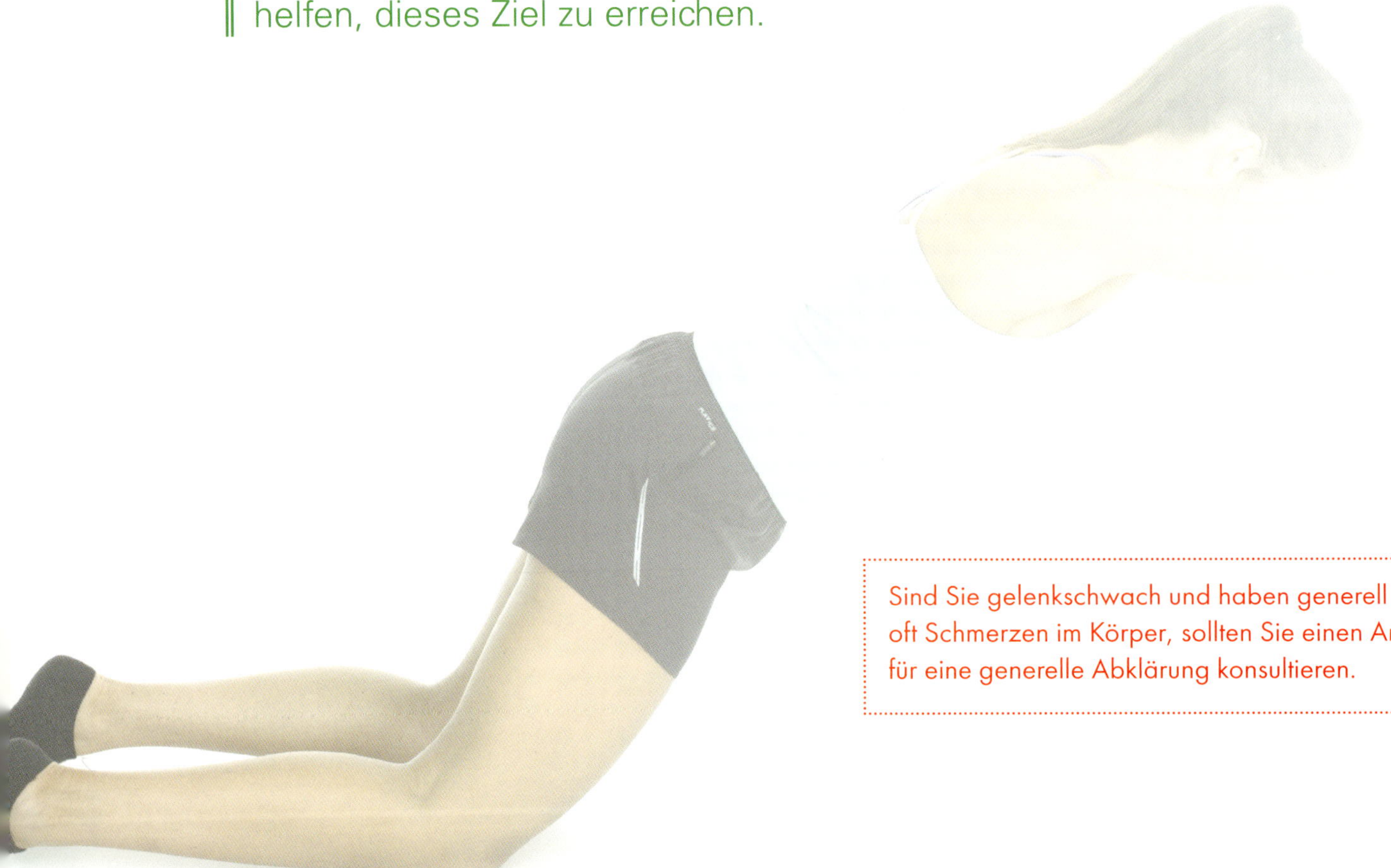

Sind Sie gelenkschwach und haben generell oft Schmerzen im Körper, sollten Sie einen Arzt für eine generelle Abklärung konsultieren.

Gelenkschwäche wird auch überbewegliche Gelenke, Hypermobilität oder Hypermobilitätssyndrom genannt. Gelenkschwäche bedeutet, dass Sie in der Lage sind, die Gelenke mehr zu bewegen, als es nötig oder normal ist. Das muss kein Problem sein. Die meisten Menschen gehen zufrieden durchs Leben, ohne zu wissen oder darunter zu leiden, dass sie gelenkschwach sind.

Wenn Sie jedoch gelenkschwach sind und Schulterschmerzen haben, sollten Sie aufpassen. Ihre Schultergelenke sind etwas lockerer und haben weniger Unterstützung von Sehnen, Bändern und der Gelenkkapsel als normal. Übungen mit Schwerpunkt auf Stabilität und Kontrolle werden Ihnen gute Ergebnisse liefern, während Stretching und Dehnen etwas ist, was Sie vermeiden sollten.

Viele Gelenkschwache kennen Schmerzen in verschiedenen Gelenken. Passive Behandlung wie Manipulation, Massage, Akupunktur oder Nadelbehandlung kann kurzfristige Linderung bringen, aber der Schmerz tritt schnell wieder auf.

So sollten Sie trainieren, wenn Sie gelenkschwach sind

Für diejenigen, die gelenkschwach sind, ist Bewegung gut. Daher müssen Sie auch trainieren, wenn Sie Schmerzen haben. Wenn sich der Schmerz einige Stunden nach dem Training legt, ist es völlig in Ordnung, wenn es während dem Training ein bisschen schmerzt. Haben Sie 24 Stunden später noch Schmerzen in der Schulter, sollten Sie es nächstes Mal ruhiger angehen lassen.

Wir empfehlen Ihnen, mit dem Programm zwei bis drei Mal täglich zu trainieren, wenn Ihre Schulter schmerzt. Teilen Sie Ihr Training auf den ganzen Tag auf, damit Sie schneller Fortschritte machen, als wenn Sie jeden Tag nur eine Sitzung absolvieren. Konzentrieren Sie sich darauf, die Übungen so korrekt wie möglich zu machen. Das ist wichtiger, als die Intensität zu erhöhen. Sie benötigen ein Sofa, Handgewichte und eine Schlinge als Ausrüstung. Halbliterflaschen mit Wasser sollten es auch anstatt Gewichten tun. Schlingen bekommen Sie in allen Sportläden. Weitere Informationen über die verschiedenen Arten von Schlingen unter mentorverlag.de/friskskulder/extras.

Nach drei Monaten Training, wenn Sie den Fortschritt bemerken und beginnen schmerzfrei zu sein, können Sie das Training ausbauen. Absolvieren Sie das Schlingenprogramm (ab Seite 121) oder Krafttraining (ab Seite 129). Führen Sie die Übungen intensiv aus und fügen Sie Widerstände hinzu, damit es ein starkes Krafttraining wird. Begrenzen Sie das Training auf dreimal pro Woche, sodass Ihre Muskeln Zeit haben, sich zu erholen.

Hintere Instabilität? Warten Sie mit den Schlingen

Geht es Ihnen innerhalb von zwei Wochen Training nicht besser, kann es sein, dass Sie etwas haben, das man hintere Instabilität nennt. Hintere Instabilität bedeutet, dass Ihnen die Kontrolle über den hinteren Teil des Schultergelenkes fehlt. Schlingenübungen sind dann wahrscheinlich etwas zu schwierig für die Schulter. Machen Sie eine Pause vom Schlingentraining, aber setzen Sie mit dem Rest des Programms fort. Versuchen Sie das Schlingentraining nach vier Wochen wieder in Ihr Programm einzubauen.

Schulterrotation am Bauch

10 WIEDERHOLUNGEN ×2 SÄTZE

So führen Sie die Übung aus: Liegen Sie auf dem Bauch auf einem Tisch oder einem Sofa. Legen Sie ein Kissen unter den Bauch. Legen Sie sich so, dass die Schulter noch am Sofa/Tisch liegt, während der Rest des Armes darüber hinaussteht. Heben Sie Ihren Arm und zeigen Sie mit Ihrem Ellenbogen gerade zur Seite. Halten Sie Ihren Ellenbogen auf der Höhe des Oberkörpers, während der Unterarm und die Hand zum Boden deuten.

Drehen Sie den Arm so, dass der Handrücken hinaus zur Decke gehoben wird. Konzentrieren Sie sich darauf, Ihren Ellbogen während der ganzen Übung ruhig zu halten. Das Ziel ist es, eine gute Rotation innerhalb des Schultergelenks zu erreichen, während der Rest der Schulter ruht. Drehen Sie geführt nach oben und nach unten. Wiederholen Sie dies zehn Mal, bevor Sie eine längere Pause einlegen. Führen Sie die ganze Übung zweimal aus.

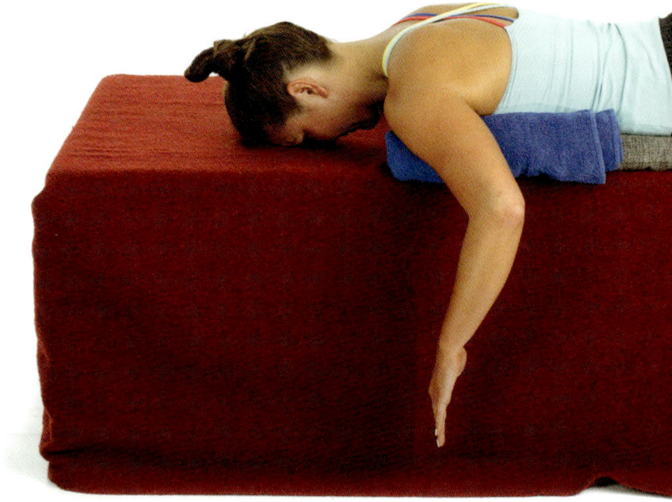

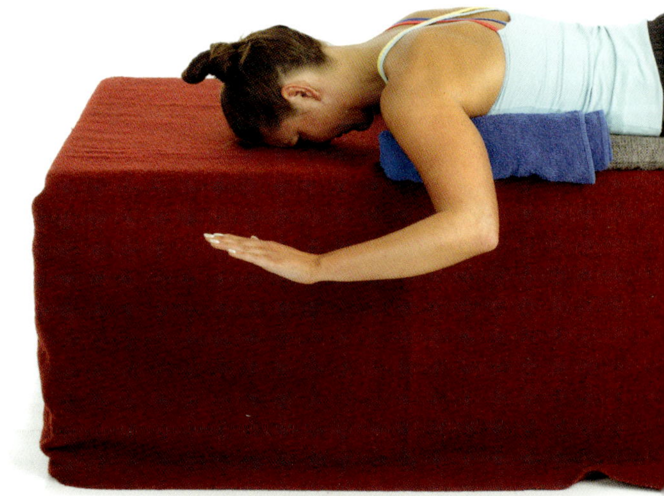

Experten-Tipp:

Verwenden Sie anfangs ein Handtuch oder kleines Kissen als Unterstützung unter der Schulter. Dies verhindert, dass die Schulter nach vorn geht, wenn Sie trainieren und macht es leichter, sich zu entspannen. Wie Sie mit der Zeit die Übung gut kontrollieren, können Sie die Übung ohne Schulterstütze machen.

Wenn Sie auch dies meistern, können Sie eine Hantel in der Hand halten, um die Intensität zu erhöhen.

Rudern in Bauchlage

10 WIEDERHOLUNGEN ×2 SÄTZE

So führen Sie die Übung aus: Liegen Sie auf dem Bauch auf einem Tisch oder einem Sofa. Legen Sie ein Kissen unter den Bauch. Liegen Sie so, dass die Schulter gerade noch außerhalb des Tisches/der Sofakante ist.

Halten Sie eine Hantel mit ein bis zwei Kilogramm in der Hand. Heben Sie Ihre Schulter vom Tisch-/Sofarand, bevor Sie die Hand ruhig zu sich ziehen. Stoppen Sie, wenn der Ellenbogen auf der Höhe des Tisches/Sofas ist. Dann senken Sie den Arm wieder nach unten, bis er gerade ist. Halten Sie Ihre Schulter während der gesamten Übung über den Tisch-/Sofarand. Halten Sie Ihre Ellbogen während der gesamten Übung 10-15 cm vom Tisch entfernt. Führen Sie die Bewegung zehn Mal aus, bevor Sie eine kleine Pause machen. Zweimal wiederholen.

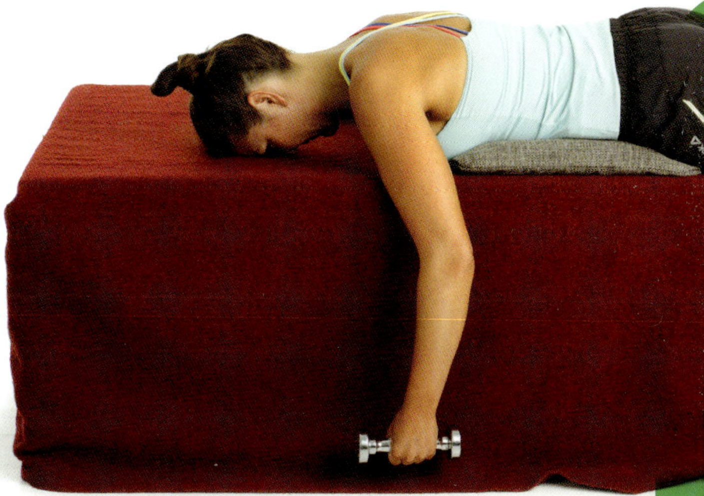

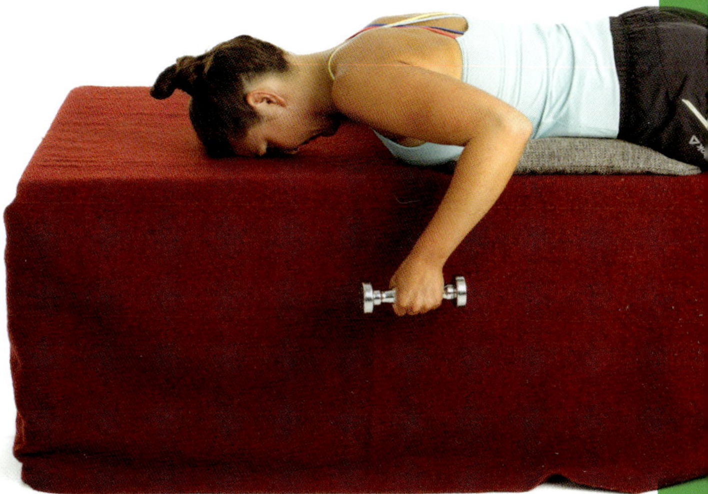

Experten-Tipp:
Dies ist eine Übung, die im hinteren Teil der Schulter stabilisiert. Sie kann einfach herausfordernder gemacht werden, in dem man schwerere Gewichte benutzt.

Trizepsdrücken in Bauchlage

10 WIEDERHOLUNGEN ×2 SÄTZE

So führen Sie die Übung aus: Liegen Sie auf dem Bauch auf einem Tisch oder einem Sofa. Legen Sie ein Kissen unter den Bauch. Liegen Sie so, dass die Schulter gerade noch außerhalb des Tisches/der Sofakante ist.

Halten Sie eine 1-2-Kilo-Hantel in der Hand. Heben Sie Ihre Schulter vom Tisch-/Sofarandand, bevor Sie Ihre Ellbogen heben, sodass er auf einer Ebene mit dem Tisch-/Sofarand ist. Halten Sie Ihre Ellbogen still, während Sie den Arm hinter sich ausstrecken. Senken Sie den Arm zurück, während Sie den Ellbogen in der gleichen Position zu halten versuchen.

Wiederholen Sie die Bewegung, bei der Sie den Arm zehnmal ausstrecken und abbiegen, bevor Sie eine kleine Pause machen. Machen Sie zweimal zehn Wiederholungen.

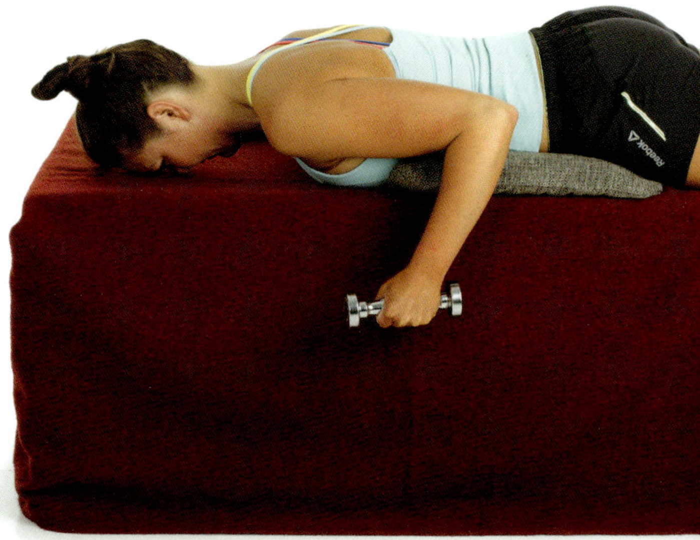

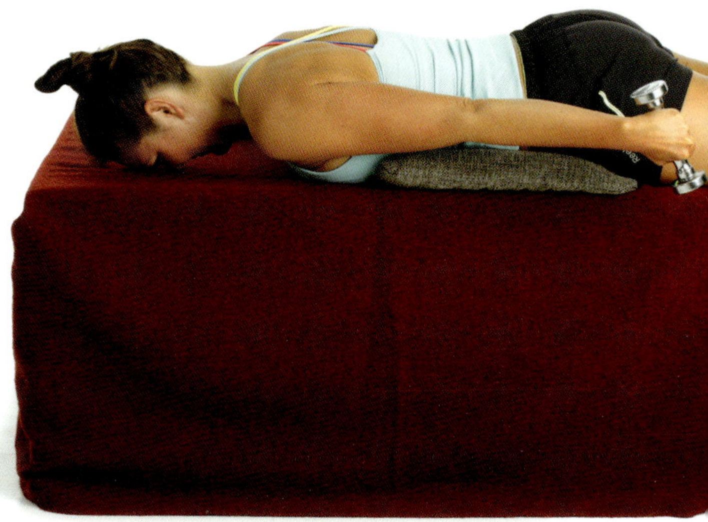

Experten-Tipp:
Diese Übung baut auf die Ausübung der vorherigen Seite auf. Hier üben Sie weiterhin mehr Kontrolle und Stabilität im hinteren Teil der Schulter.

Superman in Schlingen

10 WIEDERHOLUNGEN ×2 SÄTZE

So führen Sie die Übung aus: Starten Sie in einer knienden Position mit den Schlingen von der Decke über Ihnen hängend. Die Griffe sollten etwa einen halben Meter über dem Boden sein. Nehmen Sie die Schlingen, lehnen Sie sich nach vorn und legen Sie nach und nach mehr Körpergewicht in die Schlingen. Strecken Sie die Arme so weit nach vorn, wie Sie die Kontrolle haben. Halten Sie die Position für 3 Sekunden, bevor Sie Ihre Arme nach unten auf den Boden drücken und dann geführt und ruhig zurück in die Ausgangsposition gehen.

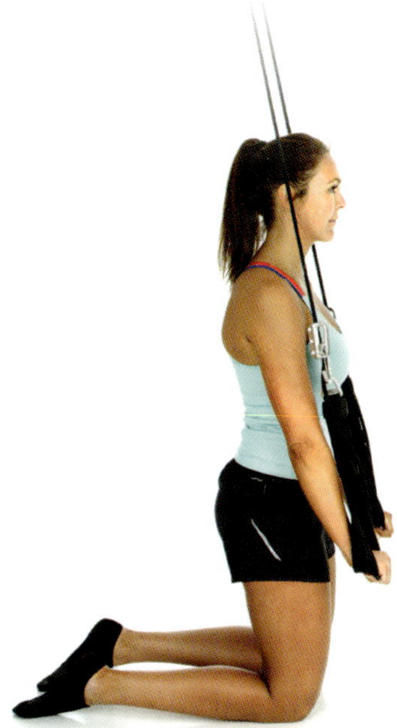

Konzentrieren Sie sich darauf, den Rücken während der Übung ruhig zu halten. Vermeiden Sie eine übermäßige Krümmung in der Wirbelsäule oder dem oberen Rücken. Ihr ganzer Körper, von den Knien aufwärts, soll nach vorn sinken, während Sie die Arme ausstrecken.

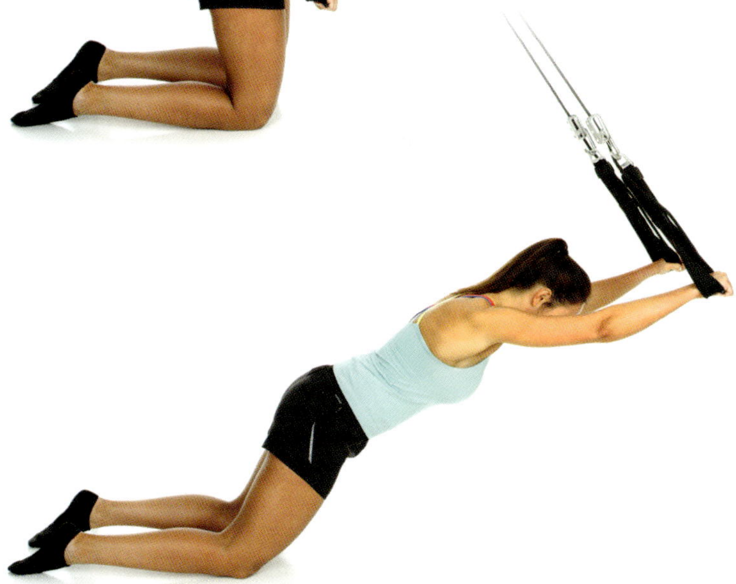

Experten-Tipp:

Die Übung funktioniert schlecht, wenn die Schlingen in einem Türrahmen befestigt sind. Die Türbefestigung verändert den Winkel der Seile und macht es schwieriger, die Übung richtig auszuüben.

Schlingentraining ist eine wunderbare Form der Übung für diejenigen, die gelenkschwach sind. Es aktiviert die Muskeln um die Schulter und trainiert Stabilität und Kontrolle.

Übersicht: Gesunde Schulter für Gelenkschwache

SCHULTERROTATION AM BAUCH

10 WIEDERHOLUNGEN ×2 SÄTZE

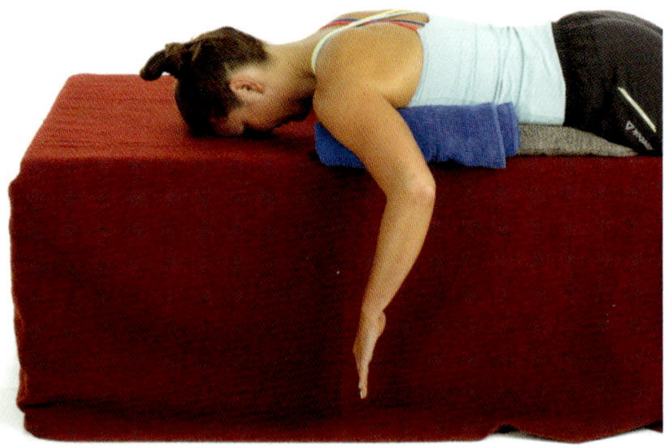

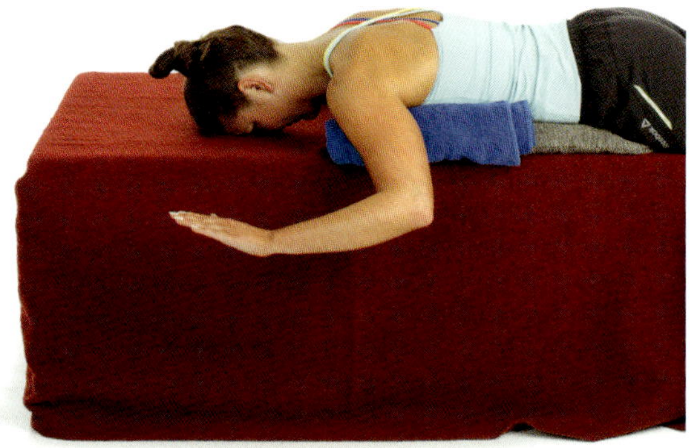

RUDERN IN BAUCHLAGE

10 WIEDERHOLUNGEN ×2 SÄTZE

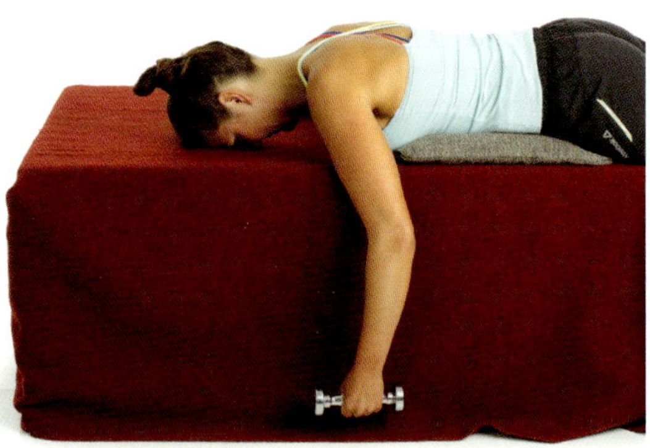

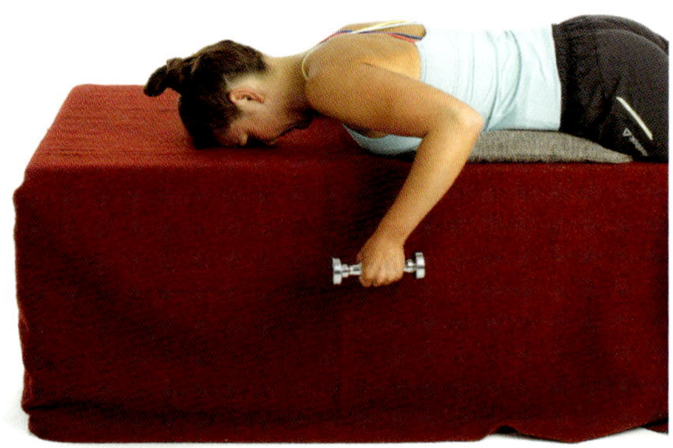

TRIZEPSDRÜCKEN IN BAUCHLAGE

10 WIEDERHOLUNGEN ×2 SÄTZE

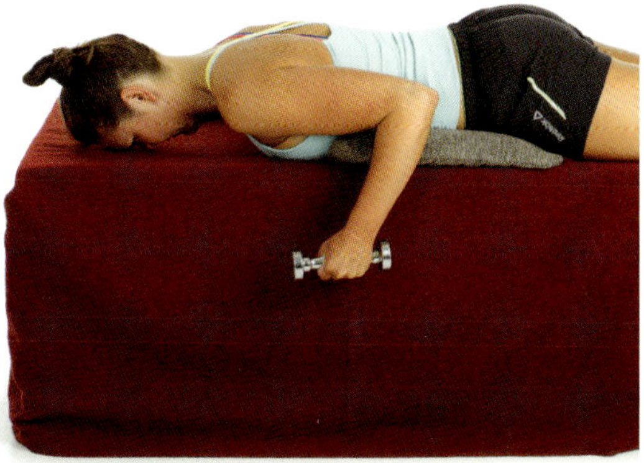

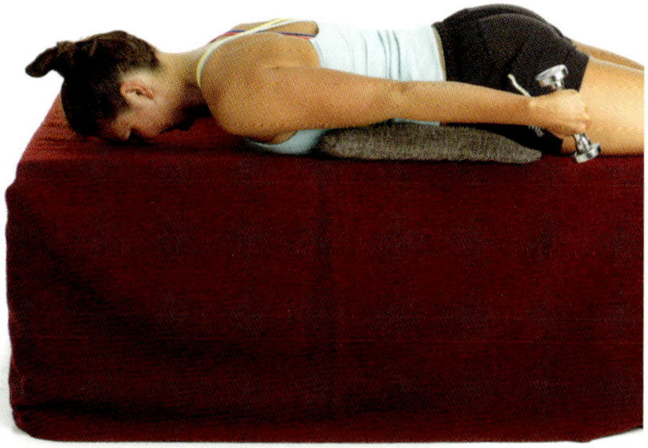

SUPERMAN IN SCHLINGEN

10 WIEDERHOLUNGEN ×2 SÄTZE

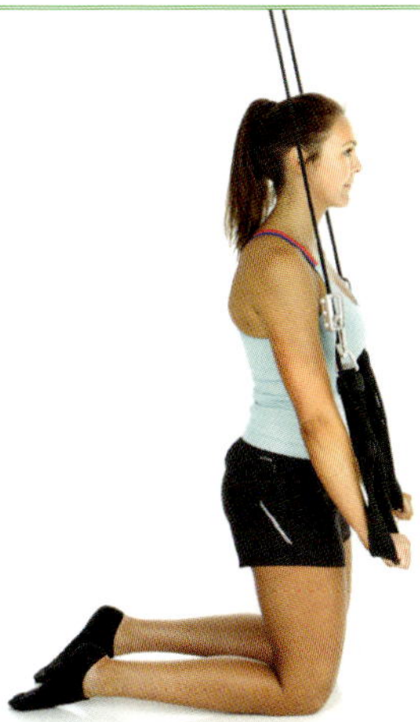

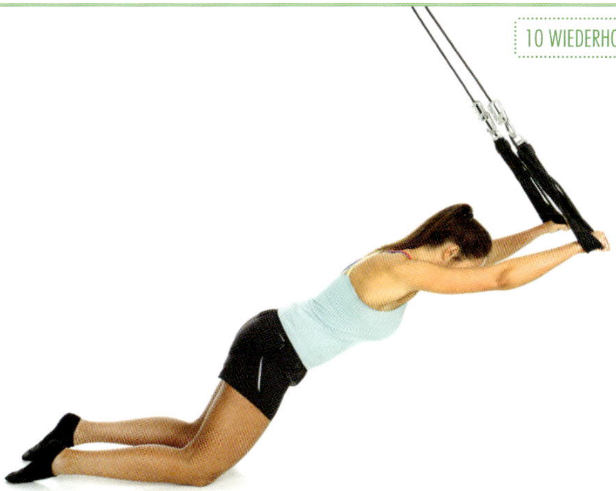

FRISK SKULDER

FÜR GELENKSTEIFE

Für gelenksteife Menschen, lautet das Ziel, die Muskeln und Sehnen zu dehnen. Sehnen mögen Bewegung, Belastung und Dehnung. Schulterdehnung bietet mehr Platz im Inneren des Gelenks und verbessert die Interaktion im Schultergürtel.

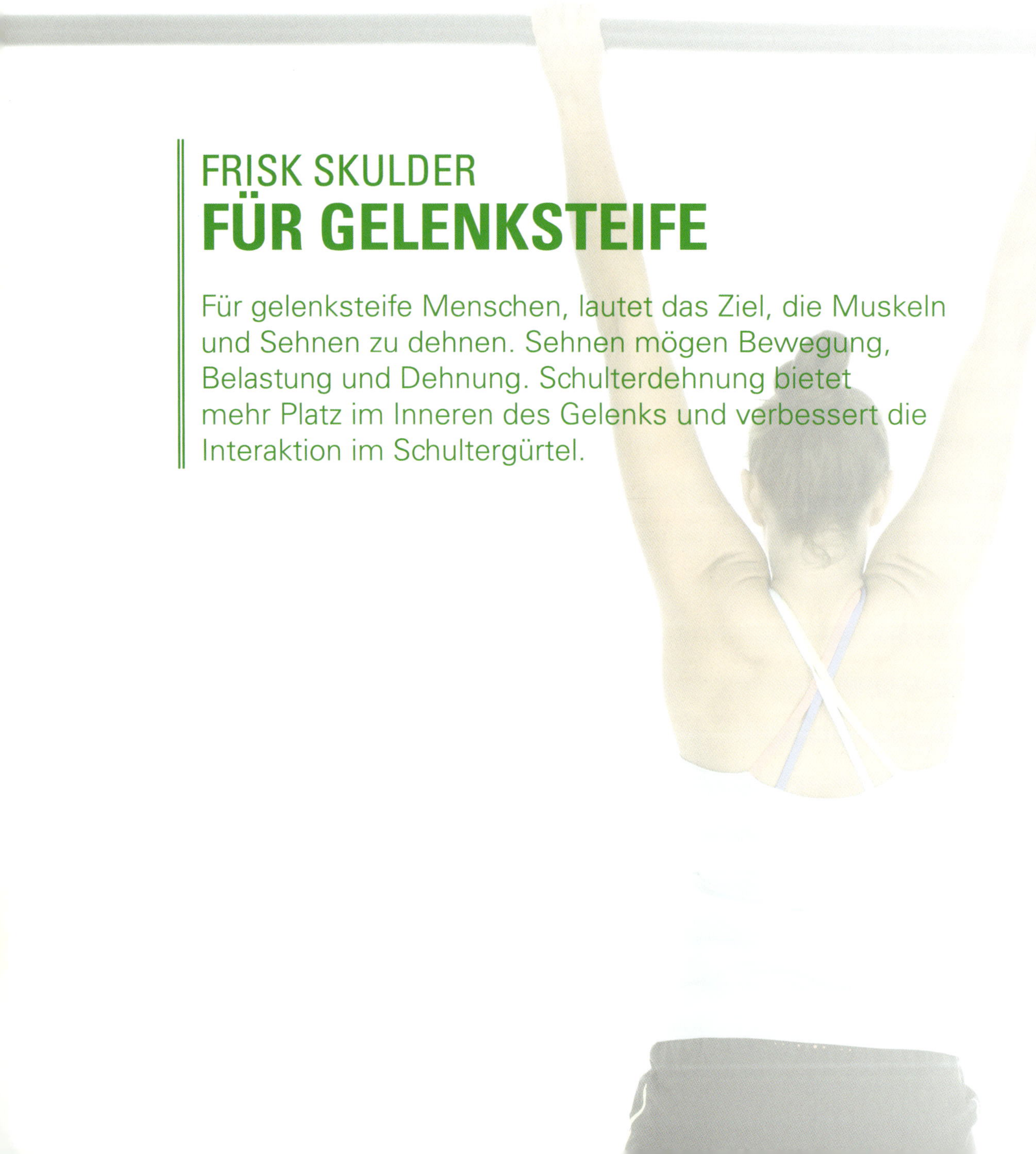

Hängen Sie an Ihrer gesunden Schulter
Dieses Programm besteht nur aus einer Übung: Schulterdehnen. Die Übung erfordert sehr wenig, ist einfach durchzuführen und hat manchmal eine magische Wirkung auf Schulterbeschwerden. Es ist eine Übung, die Sie wahrscheinlich nicht gemacht haben, seit Sie auf dem Spielplatz im Kindergarten hingen und Sie dachten wohl nie, dass das eine gute Schulterübung sein könnte.

Schulterdehnen ist geeignet für die, die das Gefühl haben, Sie haben wenig Beweglichkeit in den Schultern. Wenn Sie viel mit schwereren Gewichten trainieren oder ruhig vor dem Computer sitzen, kann dies die Übung sein, die Ihnen wirklich hilft. Es ist die Übung für die, die glauben, dass Schmerzen kommen, weil Sie fest, steif oder zu wenig beweglich in der Schulter sind. Es ist der amerikanische Orthopäde John M. Kirsch, der hinter der Übung steht und er widmete in der Tat ein ganzes Buch (Shoulder Pain?: the Solution & Prevention) dem Thema Schulterschmerzen.

Machen Sie die Übung, um Schulterprobleme loszuwerden und als Prävention, wenn Sie das Gefühl haben, dass sich etwas rund um die Schultern verspannt. Für schnellere Ergebnisse können Sie „Haltungsübung“, „Wandstreckung“ und „Superman in Schlingen„Superman in Schlingen“ aus dem Basisprogramm (ab Seite 52) ausführen, um Schultern zu kräftigen.

So beginnen Sie mit der Schulterdehnung
Das einzige, was man zum Schulterdehnen braucht, ist ein Ort, von dem man sich hängen lassen kann. Am besten ist es, wenn Sie die Befestigung umgreifen können, wie eine Stange oder einen Ast, besser als eine Treppenstufe. Wenn Sie keinen passenden Ort finden, können Sie eine Stange im Laden oder Internet kaufen. Diese werden oft „Pull-up-Bar“ genannt und können in einem Türrahmen aufgehängt werden, ohne dass das Holz angebohrt werden muss.

Das Ziel der Übung ist es, so entspannt wie möglich in den Schultern und Armen zu hängen. Versuchen Sie sich zu entspannen, wenn Sie hängen. Stellen Sie sich vor, Sie strecken Ihren Oberkörper aus.

So sollte es sich anfühlen

Es kann gut sein, dass es sich die ersten Male ungemütlich anfühlt, mit seinen Armen so zu hängen. Die Schulter ist vielleicht steif und das Aufhängen kann eine ungewohnte Belastung sein. Dabei spielt es keine Rolle, ob es während der Übung schmerzt, aber der Schmerz sollte innerhalb einer Stunde vergehen. Wenn der Schmerz schlimmer wird, oder Sie das Gefühl haben, dass die Übung nicht hilft, wechseln Sie in das Basisprogramm (Seite 52).

Vermeiden Sie, dass die Übung zu schmerzhaft für den Rücken, die Arme und die Hände wird

Wenn Sie denken, dass es in den Armen weh tut zu hängen, sind Sie nicht allein. Es kann schmerzen, weil die Haut sich dehnt oder weil es ungewohnt ist und man Milchsäure in den Muskeln spürt.

Schulterdehnen ist eigentlich ein Krafttraining für Ihre Hände! Ihre Greifkraft wird sich nach und nach bessern. Wenn es für Sie zu schmerzhaft ist, gibt es mehrere Alternativen, die Sie ausprobieren können:

- Verringern Sie Gewicht: Hängen Sie von einem tiefen Punkt, sodass Ihre Füße den Boden berühren. So können Sie selbst bestimmen, wie viel Gewicht Sie hängen lassen.

- Machen Sie einige Anpassungen: Versuchen Sie etwas schmaler oder breiter zu greifen, leicht die Arme zu verdrehen oder schieben Sie Ihren Körper hin und her, bis Sie die bestmögliche Position finden.

- Verwenden Sie Schlingen: Schlingen können bewirken, dass es weniger belastend für Ihre Hände und Unterarme ist, wenn Sie hängen. Legen Sie die Griffe um Ihre Handgelenke und fassen Sie die Schlingen mit den Händen.

- Tragen Sie Handschuhe: Wenn es sich anfühlt, als würde Haut eingeklemmt werden oder es in den Handflächen sticht, können Sie versuchen, Trainingshandschuhe zu verwenden.

- Verwenden Sie Gewichthebehandschuhe/Zugriemen: Eine weitere Alternative für diejenigen, für deren Hände/Unterarme es schwer ist, zu hängen.

Ist es für den Rücken unangenehm zu hängen, versuchen Sie die Knie leicht anzuziehen. Dies übt weniger Druck auf die Wirbelsäule aus und fühlt sich oft bequemer an.

Gewichthebehandschuhe sind am Handgelenk mit einem breiten Metallhaken befestigt. Zugriemen sind einfach Riemen aus Stoff oder Leder, die Sie um das Handgelenk legen und dann um die Stange drehen, auf der Sie hängen werden. Zugriemen und Gewichthebehandschuhe sind für Gewichtheber höherer Klasse gemacht, können aber auch ein praktisches Werkzeug für diejenigen sein, für die es sich unangenehm anfühlt, die Schulterdehnung zu machen. Sehen Sie Bilder und weitere Informationen zu aktuellen Hilfsmitteln auf mentorverlag.de/friskskulder/extras.

Wo kann ich hängen?
Am besten ist es, wenn Sie die Befestigung umgreifen können, wie eine Stange oder einen Ast, besser als eine Treppenstufe. Aber es ist viel besser, ein wenig auf einer Treppenstufe zu hängen, als die Übung gar nicht zu machen.

Eine typische Ausrede die Schulterdehnung nicht zu machen ist, dass man keinen geeigneten Ort dafür hat. Hier ist eine Liste der möglichen Plätze:

- Kaufen Sie eine Pull-Up-Stange und befestigen Sie sie im Türrahmen.
- Finden Sie einen Spielplatz mit einem Hängegestell.
- Verwenden Sie den Pull-Up-Ständer im Fitnesscenter.
- Finden Sie einen Baum mit einem entsprechenden Zweig.
- Verwenden Sie eine Treppenstufe.
- Verwenden Sie einen breiten Türstock (wenn er breit genug zum Festhalten ist).

Dann brauchen Sie nur noch loszulegen.

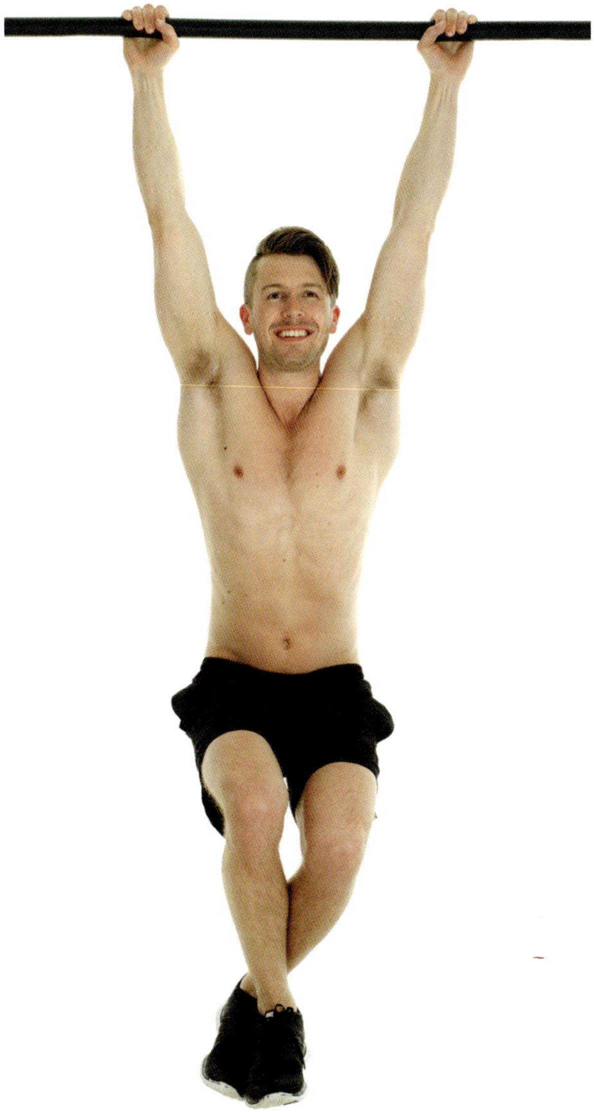

Schulterdehnen

10-30 SEKUNDEN ×10 SÄTZE

So führen Sie die Übung aus: Greifen Sie fest um die Stange mit den Handflächen nach vorn. Halten Sie Ihre Hände etwa eine Schulterbreite voneinander. Starten Sie mit Hängeintervallen von 10-30 Sekunden und versuchen Sie, so viel Körpergewicht zu tragen, wie Sie können. Es ist in Ordnung mit den Füßen auf dem Boden zu beginnen, um einen Teil des Gewichts zu entlasten.

Machen Sie eine Minute Pause zwischen jedem Hängen und machen Sie die Übung zehn Mal. Können Sie länger als 30 Sekunden hängen bleiben, sind fünf Wiederholungen genug.

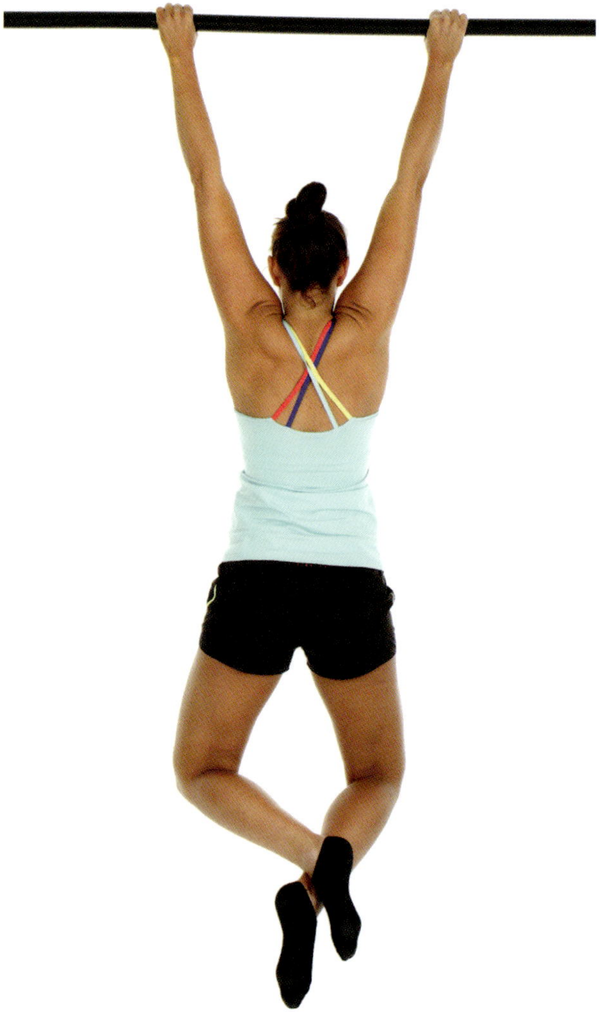

Experten-Tipp:
Machen Sie die Übung gerne als Abschlussdehnung nachdem Krafttraining.

Wissen

Erhalten Sie mehr Wissen über akute Verletzungen, Operationen und MRT-Bilder. Lernen Sie die Tricks motivierter zu sein, besser zu schlafen, schulterfreundlicher zu arbeiten und vieles mehr. Hier finden Sie Beiträge von führenden Experten auf diesem Gebiet.

Motivation mit Methoden des Spitzensports

Der Artikel wurde in Zusammenarbeit mit Karianne Stensen Gulliksen geschrieben. Gulliksen ist zertifizierter Coach und arbeitet in einer Sportklinik, wo sie Kranken hilft, wieder fit für die Arbeit zu werden. Viele von ihnen wurden wegen langwierigen Schmerzen an sie überwiesen und brauchen Motivation, um Änderungen in ihren Leben vorzunehmen. Zuvor arbeitete sie bei NIMI (Norwegisches Institut für Sportmedizin) mit der gleichen Zielgruppe.

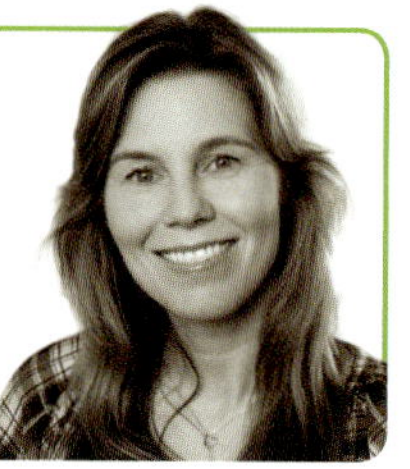

Der Alltag ist voll von Aufgaben, die Einsatz, Zeit, Disziplin und Motivation erfordern. Einige Aufgaben, wie zum Beispiel die Zubereitung von Frühstück, erfordern nur wenig. Andere, wie für Prüfungen zu lernen oder mit dem Rauchen aufzuhören, erfordern viel. Auf den folgenden Seiten gebe ich Ihnen meine besten Ratschläge und Tipps, um die Arbeit zu schaffen, die es braucht, um eine gesunde Schulter zu bekommen.

Schritt 1: Vertrauen

Jeder Prozess beginnt mit Vertrauen. Zum Beispiel macht es keinen Sinn, mit dem Rauchen aufzuhören, bevor Sie nicht denen vertrauen, die sagen, dass Rauchen schädlich ist. Wenn Sie nicht auf das vertrauen, was gesagt wird, haben Sie keine innere Motivation, um Änderungen vorzunehmen.

Auf dem Weg zu einer gesunden Schulter müssen Sie Vertrauen haben, dass das, was Sie über Ihre Schmerzen selbst wissen stimmt, und das, was Sie zur Gesundung tun, wirkt. Ab und zu müssen Sie eine bewusste Wahl treffen. Sie müssen sich dafür entscheiden zu glauben, was man Ihnen sagt.

Schritt 2: Zutrauen

Es mag selbstverständlich klingen, aber Sie müssen an sich glauben! Wie kann man sich selbst dabei helfen, Genesung zu erreichen, wenn man nicht daran glaubt, dass man es schaffen kann? Nur Sie selbst können dieses Rennen laufen. Es gibt niemanden, der es für Sie angehen kann.

Schritt 3: Akzeptanz

Wenn Sie lange Schulterschmerzen gehabt haben, ist es normal, das Gefühl zu haben, dass Sie nicht das „Recht“ haben, krank zu sein, dass Sie Ihre „Krankheitsquote aufgebraucht haben“. Aber wenn Sie die Herausforderungen nicht akzeptieren, vor denen Sie stehen, dann ist Besserung schwer erreichbar.

Stellen Sie sich einen engen Freund oder Kollegen in Ihrer Situation vor. Wie würden Sie über diese Person denken? Würden Sie nicht akzeptieren, dass er oder sie Schritte unternommen hat, um gesünder zu werden? Wahrscheinlich würden Sie Ihren Freund oder Kollegen unterstützen. Sie hätten Verständnis für seine/ihre Situation und würden ihm/ihr Zeit und

Raum geben, um zu genesen. Können Sie das Gleiche für sich selbst tun, ist es einfacher, die benötigte Zeit und Energie zu finden. Der dritte Schritt ist, sich selbst zu akzeptieren - mit den Herausforderungen, vor denen Sie zu diesem Zeitpunkt stehen.

Schritt 4: Setzen Sie sich erreichbare und realistische Ziele

Besinnen Sie sich und überprüfen Sie, ob Sie andere Ziele haben, als nur schmerzfrei zu sein. Vielleicht ist das erste Ziel, mit Freunden in ein Café gehen zu können, ohne vor allen anderen nach Hause gehen zu müssen? Sie entscheiden, welche Ziele für Sie wichtig sind.

Beginnen Sie leicht. Finden Sie ein schaffbares, realistisches und einfaches Ziel, das Sie erreichen können. Fangen Sie klein an, so werden Sie motiviert, sich nach und nach größere Ziele zu setzen. Wenn Sie Ihre Ziele erreichen, gibt es Grund zu feiern! Die Motivation steigt, wenn die Liste der Ziele, die Sie erreicht haben, länger wird. Der vierte Schritt ist, ein erreichbares Ziel zu notieren.

„Setzen Sie nur oft genug einen Fuß vor den anderen, dann kommen Sie zu guter Letzt auch an.“

Schritt 5: Schritt für Schritt, Woche für Woche

Ein norwegischer Polarforscher sagte: „Setzen Sie nur oft genug einen Fuß vor den anderen, dann kommen Sie zu guter Letzt auch an.“

Scheint die Aufgabe, die vor Ihnen liegt, unüberwindbar? Dann ist es ratsam, einen Schritt nach dem anderen zu machen und einen Tag nach dem anderen anzugehen. Es ist besser, mit winzigen, regelmäßigen Verbesserungen weiterzukommen, als zu versuchen, alles auf einmal zu ändern.

Fünf Schritte zur Motivation und zum erfolgreichen Wandel

1. Glauben Sie daran, dass das, was Sie sich vorgenommen haben, helfen wird.

2. Glauben Sie an sich und Sie werden Erfolg haben.

3. Nehmen Sie sich an, wo Sie jetzt stehen mit allen Herausforderungen, vor denen Sie stehen.

4. Schreiben Sie ein Ziel auf, das für Sie Fortschritt bedeutet.

5. Machen Sie einen Schritt nach dem anderen und gehen Sie einen Tag nach dem anderen an.

Mehr Wissen für weniger Schmerzen

Dieser Artikel wurde in Zusammenarbeit mit und mit Beratung durch die physiotherapeutische Spezialistin Anne Grethe Paulsberg geschrieben. Paulsberg arbeitet zurzeit in der Abteilung für Schmerztherapie und Palliativmedizin (Schmerzklinik) in der Haukeland Universitätsklinik in Bergen und verfügt über mehr als 20 Jahre Erfahrung in der Arbeit mit Patienten mit langanhaltenden Schmerzen.

Es ist normal, Schmerzen zu haben. Im Laufe des Lebens haben einige wenige Schmerzen, andere mehr. Allen gemeinsam ist, dass wir Schmerz empfinden. Das ist ein natürlicher Teil des Lebens. Kurzfristiger Schmerz schützt und warnt Sie. Langfristige Schmerzen haben auf der anderen Seite nur einen geringen Signalwert. Sie sind nur ärgerlich und störend.

Das Gehirn arbeitet ständig daran, Informationen von Nerven und Sensoren in unserem Körper zu interpretieren. Berührt da eine Haarsträhne Ihre Wange? Sind Sie im Gleichgewicht? Sind Sie auf etwas Spitzes getreten? Was auch immer geschieht, das Gehirn empfängt und interpretiert Nachrichten aus dem Körper. Die unbewusste Entscheidung, ob etwas gefährlich ist oder nicht, hängt von einer Reihe von Faktoren ab.

Ist etwas akut gefährlich, wie wenn Sie an ein heißes Backblech fassen, spüren Sie starke und akute Schmerzen, damit Sie Ihre Hand schnell wegziehen. Ist es weniger gefährlich, wie ein Stein im Schuh, wird die Botschaft an das Gehirn in milderer Form gesendet. Der Schmerz wird im Körper gefühlt, aber es ist die Interpretation der Situation durch das Gehirn, inklusive des Körperzustandes und der Umgebung, die ausmacht, wie viel oder wenig Schmerz Sie verspüren. Unsicherheit und Angst können das Schmerzempfinden intensivieren. Auch in Geborgenheit ist der gleiche Schmerz durchaus abgemildert.

Wenn das Gehirn die Situation um Sie herum als wichtiger wahrnimmt als den eventuellen Schaden, wartet es mit der Benachrichtigung ab. Ein typisches Beispiel ist, wenn Sie nicht bemerken, dass Sie am Bein bluten, bis das Fußballspiel zu Ende ist.

Der Schmerz wird durch die Situation um Sie herum beeinflusst

In einem Experiment wurde Probanden die Hand in eiskaltes Wasser eingetaucht. Die Forscher untersuchten, wie lange sie im Schmerz ausharren können. Es stellte sich heraus, dass Testpersonen, die einen Freund im Zimmer hatten, viel mehr Schmerz tolerieren konnten, als die Kontrollgruppe, die alleine war. Das Wasser war gleich kalt, aber die Menschen hielten es immer länger aus und berichteten über weniger Schmerzen, weil eine andere Person anwesend war. Eine Wissenschaftssendung des Norwegischen Fernsehens führte einige ähnliche Versuche mit Testpersonen durch, wo sie sich von den Schmerzen „ablenken“ sollten. Sehen Sie sich das Video auf mentorverlag.de/friskskulder/extras an.

Andere Experimente haben das gleiche gezeigt: Wie wir erleben, was geschieht, beeinflusst wie das Gehirn Signale aus dem Körper interpretiert. Das alles beeinflusst, wie stark wir Schmerzen erleben. Wir können nicht entscheiden, ob etwas weh tut oder nicht, aber wir können das Schmerzempfinden durch unsere Interpretation von Schmerz beeinflussen.

Akute Schmerzen sind nach einer Schulterverletzung normal. Der Körper will den Bereich schützen, damit er ihn heilen kann. Selbst wenn der Knochen gebrochen ist und Sie extreme Schmerzen haben, wachsen die Knorpel nach sechs bis acht Wochen wieder zusammen. Der Schmerz verschwindet allmählich. Manchmal bleibt der Schmerz noch etwas länger, auch wenn der physische Ursprung der Schmerzen schon fast oder ganz verschwunden ist. Warum tut es immer noch weh?

Das Gehirn funktioniert durch Abkürzungen und Verknüpfungen, die es bildet, wenn Sie neue Dinge lernen. Sie hatten vielleicht schon einmal einen Ohrwurm in einer Situation, die Sie an ein anderes Mal erinnert hat, als Sie dieses Lied gehört haben? Wenn Sie über einen längeren Zeitraum Schmerzen hatten, kann das Gehirn beginnen, normale Erlebnisse oder einen harmlosen Zustand im Körper als schädlich zu interpretieren.

Häufig auftretende Ereignisse oder Bewegungen erinnern an Signale, die für den Körper schädlich oder gefährlich waren, und werden vom Gehirn auf Grundlage der bisherigen schmerzhaften Erfahrungen als ähnlich interpretiert. Das ist ein automatischer Prozess, der außerhalb unserer Kontrolle liegt, und wir wissen immer noch nicht sicher, warum sich einige Leute mit einem solchen „Gefahrenmodus" im Körper arrangieren müssen.

Es gibt mehrere Arten zu adaptieren, wie der Körper Schmerzsignale interpretiert. Das Wichtigste ist, Antworten auf alle Ihre Fragen zu erhalten, sodass Sie nicht besorgt sind oder Angst davor haben, was in Ihrer Schulter geschieht. Wenn Sie wissen, dass der Schmerz kein Zeichen einer neuen Verletzung ist, können Sie im Alltag sicherer sein und durch Training „mehr Schmerz ertragen". Sie können vielleicht auch etwas an der Situation in Ihrer Umgebung ändern? Eine friedliche und entspannte Stimmung dämpft tatsächlich Schmerzsignale.

Schmerz und Aktivität

Es ist gut, die Schultern in Bewegung zu halten. Wenn Sie sich bewegen, werden die Impulse im Zentralnervensystem „normalisiert“. Wenn Sie stärker und in einer besseren körperlichen Verfassung sind, ist es einfacher, den Schmerz zu ertragen. Haben Sie Ihre Schultern zu viel bewegt, kann das schmerzhaften Muskelkater verursachen. Dieser ist nicht gefährlich, aber Sie sollten die Belastung dem Schmerz anpassen. Probieren Sie es aus und legen Sie Ihre Grenze fest.

Ungewohnte Aktivitäten werden schmerzhafter als bekannte Bewegungen wahrgenommen. Nach und nach, wenn Sie Ihren Körper an die Impulse der neuen Aktivitäten gewöhnt haben, werden die Impulse „normalisiert“ und Sie verspüren weniger Schmerzen. Ein Beispiel hierfür ist das Stretching eines Muskels. Von den meisten wird es als schmerzhaft empfunden, während diejenigen, die lange Yoga gemacht haben, die Dehnung nicht mehr als unangenehm empfinden.

Bei lang andauernden Schmerzen kann es nützlich sein, Hilfe von einem Therapeuten zu bekommen, der Sie auf dem Weg begleiten kann. Dies kann ein Manualtherapeut, Physiotherapeut oder Chiropraktiker sein. Wenn der Schmerz unerträglich wird, besitzen die meisten Krankenhäuser jetzt sogar eigene Abteilungen für Schmerztherapie. Fragen Sie Ihren Hausarzt.

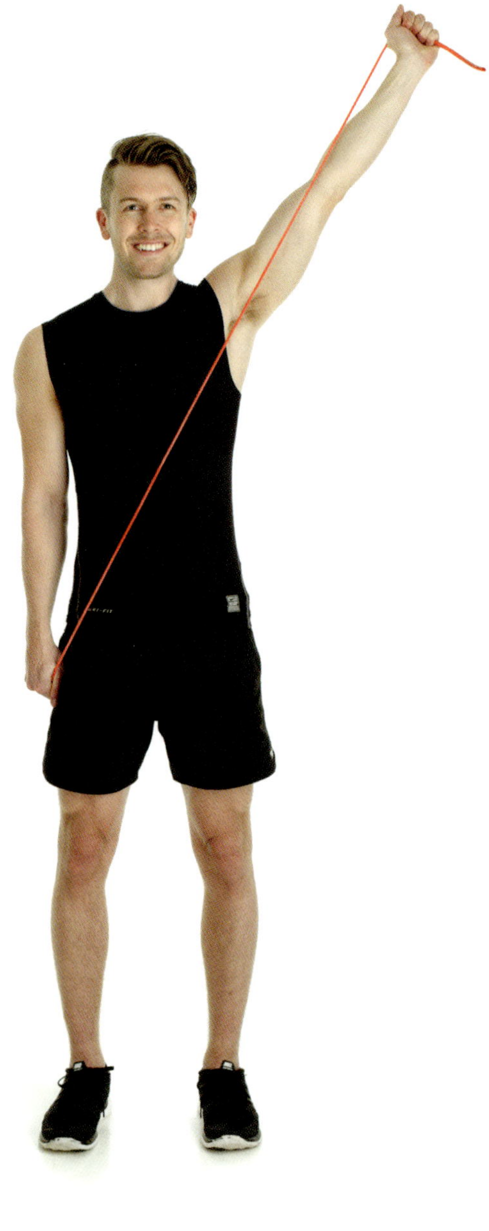

Akute Verletzungen der Schulter

Weiter unten erfahren Sie mehr über einige der häufigsten Schulterverletzungen, die nach einem Sturz oder Unfall auftreten können. Denken Sie daran, wenn der Schmerz schlimmer statt besser wird in den Tagen nach der Verletzung, dass Sie immer Ihren ersten Ansprechpartner (Arzt, Chiropraktiker oder Manualtherapeuten) konsultieren sollten.

Die ausgekugelte Schulter (Schulterluxation)

Das Kugelgelenk der Schulter ist das beweglichste Gelenk des Körpers. Aber die Fähigkeit, ihre Arme in praktisch alle Richtungen bewegen zu können, hat ihren Preis: Die Schulter ist dem Risiko aus dem Gelenk zu springen besonders ausgesetzt. Die häufigsten Situationen, in denen dies vorkommt, sind beim direkten Fall auf die Schulter oder den ausgestreckten Arm.

Sie können die Schulter sowohl ganz, als auch teilweise auskugeln. Wenn die Gelenkkugel des Oberarms nur teilweise aus dem Gelenk rutscht und dann wieder zurück einschnappt, wird dies Subluxation genannt.

Symptome:
Eine Schulter, die ausgekugelt ist, sieht „unnatürlich" aus. Die Schulterkugel ist oft nach unten und vorn gesunken. Der Schmerz ist sehr intensiv und man kann die Schulter gar nicht bewegen. Schwellungen, Prellungen, Taubheit und Kribbeln im Arm sind ebenfalls üblich.

Manche Menschen erleben vorübergehende Nervenschäden, die eine vorübergehende Lähmung und verminderte Kraft im Arm verursachen können.

Bei einer Subluxation spüren Sie, dass die Schulter teilweise verschoben wird, bevor sie wieder "zurückspringt". Es ist normal, ein Klickgeräusch zu hören, wenn dies geschieht.

Erwartete Genesung und empfohlene Behandlung:
Egal, ob die Schulter vollständig oder teilweise aus dem Gelenk gesprungen ist, ist es wichtig, sie untersuchen zu lassen. Solche Schäden müssen immer untersucht werden und eine Röntgenaufnahme ist notwendig, um einen Bruch oder andere strukturelle Schäden an der Schulter zu erkennen.

Ist die akute Verletzung vorbei, geht es wieder darum, das Gelenk zu trainieren. Dies hilft Ihnen nicht nur Stärke und Beweglichkeit der Gelenke wieder zu erlangen, sondern reduziert auch das Risiko von neuen Schulterauskugelungen. Das Training sollte in Zusammenarbeit mit einem Therapeuten geplant werden. Die Übungen im Schulterprogramm für Gelenkschwache (S. 64) sind gute Beispiele für solche Übungen.

Wenn Sie jünger als 20 Jahre alt sind oder sich Ihre Schulter schon öfter verschoben hat, könnten Sie eine Operation in Betracht ziehen. Für die meisten anderen wird gutes Training der Schulter ausreichen, einem neuen Auskugeln vorzubeugen.

Bruch des Oberarmknochens (Humerusfraktur)

Eine Fraktur des Oberarms ist bei älteren Menschen sehr verbreitet und tritt etwa dreimal häufiger bei Frauen als bei Männern auf. Die meisten Verletzungen treten im Zusammenhang mit einem Sturz auf einen ausgestreckten Arm auf. Brüche hängen oft mit Osteoporose zusammen.

Symptome: Der Schmerz ist sehr intensiv und es ist sehr schwierig, den Arm zu bewegen. Arm und Schulter schwellen an.

Behandlung und erwartete Erholung: Ist der Bruch unkompliziert, d. h. der Knochen kann gut von selbst zusammenwachsen, wird nicht operiert. Die Schulter wird mit Hilfe einer Schlinge ruhig gehalten. Nachdem der Knochen zusammengewachsen ist, folgen Training und Übungen sowie eine Behandlung beim Therapeuten.

Ist die Fraktur kompliziert, muss die Schulter operiert werden. Nach der Operation braucht es das gleiche Training, wie nach einem unkomplizierten Bruch. Es ist normal, eine gewisse Steifigkeit und Schmerzen in der Schulter zu spüren während der Trainingszeit, die zwischen drei bis zwölf Monaten dauern kann.

Gerissene/teilweise gerissene Sehne

Wenn Sie hinfallen und Ihre Schulter verletzen, kann es passieren, dass Ihre Sehne (ein-)reißt. Fachleute nennen das eine Ruptur oder Manschettenruptur. Bei Älteren sind gerissene Schultersehnen sehr häufig. Das kann schrittweise erfolgen, ohne dass eine akute Verletzung passiert ist. Es muss nicht einmal weh tun.

Symptome: Der Schmerz ist häufig auch vorhanden, wenn Sie Ihren Arm nicht bewegen und er wird noch schlimmer, wenn Sie ihn heben oder senken. Es ist üblich, sich im schlechten Arm schwächer zu fühlen. Bei einer vollständig gerissenen Sehne schaffen Sie es nicht, den Arm zur Seite zu strecken und kompensieren mit einem Schulterheben. In bestimmten Positionen können Sie ein knisterndes Gefühl in der Schulter fühlen.

Erwartete Genesung und empfohlene Behandlung: Sehnen, die bei einem Sturz oder Unfall durchtrennt wurden, müssen im Hinblick auf eine Operation untersucht werden. Wenn das auf Sie zutrifft, sprechen Sie mit Ihrem Arzt, bevor Sie mit dem Training beginnen. Risse oder zerrissene Sehnen, die im Laufe der Zeit aufgetreten sind, werden selten für eine Operation in Betracht gezogen. Sie werden mit Beratung und Training behandelt.

Labrumverletzung
In ähnlicher Weise wie das Knie besitzt die Schulter einen stabilisierenden Meniskus um die Gelenkkugel. Dies ist das Labrum, was soviel wie Rand bedeutet. Stellen Sie sich ein Paar Lippen vor, die an einem Lutscher saugen - so legt sich das Labrum um das Kugelgelenk in der Schulter.

Bei einem Sturm oder einer starken Verletzung kann sich das Labrum aus seiner Befestigung lösen.

Labrumverletzungen können auch als Folge häufiger und schwerer Verspannungen in den Schultern einiger Menschen im Laufe der Zeit auftreten. Dies liegt daran, dass sich eine Bizepssehne direkt an das Labrum heftet. Treiben Sie Sport, der hohe Anforderungen an Ihre Schultern stellt, z.B. Wurfsportarten, können Sie neuen Schäden vorbeugen. Mehr Informationen und gute Übungen dazu finden Sie ab Seite 160.

Symptome:
Es ist üblich, ein Blockadegefühl und Geräusche in der Schulter wahrzunehmen. Der Schmerz sitzt oft tief in der Schulter und das Gelenk fühlt sich locker, wackelig oder aus der Position gerissen an. Wenn Ihre Schulterschmerzen nach einer langen Rehabilitation nicht nachlassen, kann das ein Anzeichen eines zugrunde liegenden Labrumproblems sein.

Erwartete Genesung und empfohlene Behandlung:
Wenn Sie den Verdacht haben, dass Sie eine Labrumverletzung haben, sollten Sie diesen mit Ihrem primären Arztkontakt besprechen. Die Abklärung besteht oft aus einer gründlichen Untersuchung und einem MRT mit Kontrastmittelgabe. Viel wird durch Training besser, aber in manchen Fällen braucht man eine Operation.

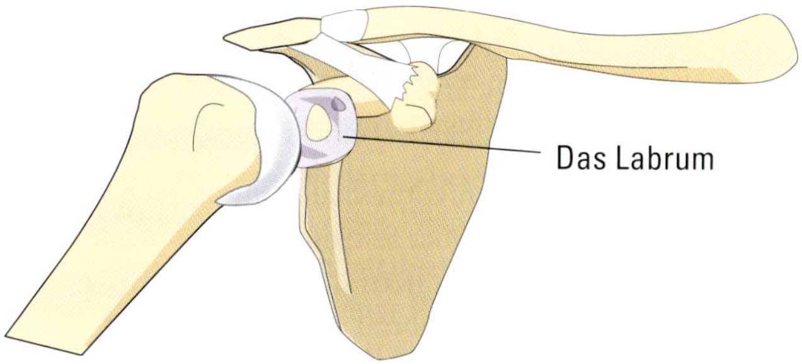

Das Labrum liegt wie ein Schwimmring um den Sockel des Schulterblattes. Hier bildet es einen Rand, in den der Kopf des Oberarmknochens passt.

Verspannungen in der Schulter führen und die Beschwerden erhöhen. Sie können auch die Bewegung und Position des Schulterblattes weiter negativ beeinflussen. Hier ist es, mit anderen Worten, einfach in einen Teufelskreis zu verfallen.

Wie sollten Einklemmungsschmerzen in der Schulter behandelt werden?

Ein ganzheitlicher Ansatz ist wichtig. Der erste Schritt ist eine gründliche Erhebung der Belastungen durch eine Funktionsprüfung. Sobald die Ursache identifiziert ist, ist der nächste Schritt, etwas zu unternehmen. Es kann einige Zeit dauern, aber mit der richtigen Konsequenz, Korrektur des Schulterblattes und der Schulterbewegungsmuster und betreutem Training, ist die Prognose gut. Heute wird allen mit Einklemmungsschmerzen in der Schulter empfohlen, mindestens drei bis sechs Monate Physiotherapie zu absolvieren, bevor möglicherweise eine Operation in Betracht gezogen wird.

Was ist mit Injektionen?

Cortison-Injektionen gegen Entzündungszustände werden immer beliebter. Viele Leute sehen sie als eine einfache Lösung für Probleme mit der Schulter, aber Cortison-Injektionen werden nur selten die Ursache des Auftretens der Plagen beeinflussen. In einigen Situationen jedoch dämpfen sie den Schmerz und ermöglichen somit eine gezielte Übungsbehandlung. Bevor Injektionen in Betracht gezogen werden ist es wichtig, die zugrunde liegende Kausalität für die Schulterprobleme zu finden. Sowohl ein Funktionstest, als auch Befunde im Ultraschall oder MRT müssen zeigen, dass eine solche Injektion erforderlich ist.

Wenn man eine Injektion setzt, sollte dies zusammen mit einem Ultraschall gemacht werden. Der Ultraschall erhöht die Wahrscheinlichkeit, dass die Injektion richtig gesetzt wird und reduziert unter anderem das Risiko von Sehnenverletzung. Es ist auch erwähnenswert, dass mehrere Injektionen über einen kurzen Zeitraum schwerwiegende Nebenwirkungen verursachen können. Cortison schwächt das Sehnengewebe und kann im schlimmsten Fall zu einem oder mehreren Sehnenriss(en) führen, wenn die Schulter kurze Zeit nach der Operation (ca. 14 Tage) zu schwer belastet wird. Eine allgemeine Empfehlung ist es, nie mehr als drei Cortison-Injektionen pro Jahr zu geben, es sei denn, es handelt sich um eine chronisch entzündliche Erkrankung, die dies rechtfertigt.

Wie läuft eine Operation gegen das Phänomen Einklemmen ab?

Eine Operation wird in Betracht gezogen, wenn die Bedingungen nicht durch das Training mit oder ohne Hilfe der Injektionsbehandlung verbessert werden. Vor jeder Operation sollte der Chirurg eine gründliche Prüfung der Schulter und des Schulterblattes/Rumpfes durchführen. Diese Studien sollen Funktionstests umfassen, Röntgen und MRT oder Ultraschall, um festzustellen, dass die Probleme durch Einklemmen/„Impingement“ verursacht werden.

Bei einer Operation oder "Akromionresektion", der medizinische Name des Verfahrens, wird ein Teil des Knochens des vorderen Teils des Schulterdaches entfernt (Akromion), so dass die Sehnenmanschette mehr Platz hat. Wie bereits erwähnt, führt der Platzmangel allein selten zu Schmerzen. Irritierte Bewegungen der Schulter und des Schulterblattes sind oft viel wichtiger. Um optimale Ergebnisse zu erzielen, sollten Sie daher eine betreute Trainingstherapie absolvieren, um das Schulterblatt und die Schulter nach der Operation zu stabilisieren. Die Rehabilitierungszeit nach einer solchen Operation beträgt ca. sechs Monate. Es ist wichtig, dass Sie wissen, was von Ihnen in diesen Monaten erwartet wird. Eine gute Beziehung zwischen Ihnen, dem Chirurgen und dem Physiotherapeuten oder Manualtherapeuten ist von entscheidender Bedeutung auf dem Weg zu einer gesunden Schulter.

Muss ich operiert werden?

Die Akromionresektion ist die häufigste Schulteroperation in Norwegen und die Zahl steigt an. Dies trotz der Tatsache, dass sowohl die norwegischen, als auch internationalen Richtlinien zeigen, dass nur sehr wenige Nutzen aus einer solchen Intervention ziehen können. Da dies nun geklärt ist, muss man sagen, dass es einige Ausnahmen gibt, bei denen die Bedingungen in der Schulter so ungünstig sind, dass eine Operation sinnvoll sein kann. Diese bilden jedoch eine klare Minderheit der Betroffenen mit sogenannten Einklemmungen oder anderen unspezifischen Schmerzen in der Schulter. Eine Operation sollte das letzte Mittel sein. Die meisten Menschen, die Schmerzen durch Einklemmungen haben, werden gesund, wenn sie erst einmal die Gründe für ihre Beschwerden gefunden und behandelt haben.

Besser schlafen für weniger Schmerzen

Der Artikel wurde mit Beratung durch die Schlafspezialistin Janne Grønli geschrieben. Janne Grønli ist Schlaf-forscherin am Sleep and Performance Research Center an der Washington State University (USA) und an der Fakultät für Psychologie an der Universität Bergen. Sie ist Mitglied des Nationalen Expertenkreises für Schlafstörungen (sovno.no)

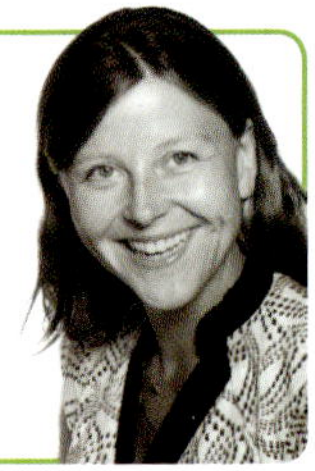

Man verbringt ein Drittel seines Lebens mit Schlafen. Der Schlaf wird durch biologische, psychologische und Umweltfaktoren beeinflusst und spielt eine wichtige Rolle in unserem Leben. Während wir schlafen, geschehen grundlegende Prozesse in unserem Körper, auf die wir nicht verzichten können.

Wir alle haben unterschiedliche Schlafgewohnheiten und Bedürfnisse. Manche brauchen acht bis neun Stunden, andere kommen auch mit sechs zurecht. Das Ergebnis von einer Nacht Schlaf wird nicht in Stunden gemessen, sondern danach, wie man sich am nächsten Tag fühlt. Sechs Stunden sind vollkommen in Ordnung, wenn Sie sich wach fühlen und sich den ganzen Tag über konzentrieren können.

Wie beeinflusst Schlaf die Schulter?

Sie kennen das Gefühl von einer geruhsamen Nacht: Sie sind gesund, erfrischt und ausgeruht. Der Körper ist voller Energie und Sie sind für alles bereit! Sie kennen wahrscheinlich auch das gegenteilige Gefühl: Der Nachbar hatte eine Party oder belastende Gedanken haben verhindert, dass Sie gut geschlafen haben. Sie fühlen sich schwer und langsam und alles ist einfach nur anstrengend.

Eine der Grundfunktionen des Schlafes ist das Aufräumen, Durchspülen und Regenerieren von Gehirnzellen. Schlafen wir weniger, als wir brauchen, entgehen uns die positiven Effekte des Schlafes. Die Motivation und das Gedächtnis lassen nach und wir verlieren die Konzentration. Es wird schwieriger komplexe Aufgaben zu erfüllen und gute Laune zu behalten.

Eine gute Nachtruhe kann Sie nach den Abenteuern des Tages auffangen, während die Muskeln und Gelenke repariert und wieder aufgebaut werden.

Im Laufe der Zeit führt Schlafentzug zu einem geschwächten Immunsystem, stärkerer Schmerzwahrnehmung sowie einer Vielzahl von psychischen Störungen wie Angst und Depression.

Schulterschmerzen können die Schlafqualität beeinflussen und schlechter Schlaf kann die Wahrnehmung von Schulterschmerzen beeinflussen. Glücklicherweise gibt es einfache, konkrete Schritte, die Ihnen helfen, besser zu schlafen.

Der Unterschied zwischen müde und schläfrig?
Es ist natürlich, gelegentlich müde und erschöpft zu sein, aber es gibt einen wichtigen Unterschied zwischen müde und schläfrig. Müde und erschöpft zu sein, bedeutet nicht unbedingt, dass man zu wenig Schlaf bekommt.

Schläfrig zu sein bedeutet, dass Sie im Laufe des Tages zum Einschlafen neigen. Wenn Sie vor dem Fernseher einnicken oder Ihr Kopf in einem Meeting nach vorne kippt, kann dies auf Schläfrigkeit hindeuten. Viele vermischen die Begriffe müde und schläfrig. Das macht es schwieriger herauszufinden, ob es Schlafprobleme sind, die das Problem verursachen.

Die fünf besten Tipps, um besser zu schlafen und erfrischt aufzuwachen

1. **Folgen Sie einem regelmäßigen Tagesrhythmus:** Der Körper funktioniert am besten mit guten Routinen. Das Beste, was Sie für einen guten Schlaf tun können, ist, sich jeden Tag zur gleichen Zeit hinzulegen und zur gleichen Zeit aufzustehen. Bei einem festen Tagesrhythmus erkennt der Körper, wenn sich die Schlafenszeit nähert und Hormone, die das Einschlafen erleichtern, werden ausgeschüttet. In ähnlicher Weise werden am nächsten Morgen zur richtigen Zeit andere Hormone ausgeschüttet, damit man aufwacht.

2. **Halten Sie Nickerchen kurz:** Es ist erlaubt, über den Tag verteilt kurze Nickerchen zu halten, aber achten Sie darauf, dass diese weniger als 20 Minuten dauern. Dauern sie länger, fehlt oft das Schlafbedürfnis für den Nachtschlaf.

3. **Verzichten Sie nach fünf Uhr auf Koffein:** Es dauert etwa 20 Minuten, bevor Koffein wirkt, aber der Effekt ist nach vier Stunden am größten! Trinken Sie um sieben eine Tasse Kaffee, ist der stimulierende Effekt um elf Uhr am größten. Kämpfen Sie mit dem Einschlafen oder schlafen schlecht, sollten Sie koffeinhaltige Getränke nach fünf Uhr nachmittags vermeiden.

4. **Ruhiger Übergang zum Schlaf:** Der Körper reagiert auf das, was Sie tun. Stress und schwere Aufgaben vor dem Zubettgehen machen Sie angespannt und wach. In der letzten Stunde vor dem Zubettgehen sollte schon alles ruhig sein. Vermeiden Sie große Mahlzeiten und harte Trainingseinheiten. Schalten Sie Telefon, Fernseher und Computer aus. Können Sie für Ruhe um sich herum sorgen, wird der Körper die Hormone ausschütten, die auf den Schlaf vorbereiten.

5. **Nur Schlaf und Sex im Bett:** Das Bett sollte nur zum Schlafen und für Sex da sein. Machen Sie andere Dinge im Bett (Filmschauen, Nachrichten lesen oder dergleichen), schwächt das die Assoziation zwischen Bett und schlafen. Stehen Sie auf, wenn Sie nicht schlafen können, und tun Sie etwas Entspannendes im Wohnzimmer, bis Sie wieder schläfrig sind.

Heben Sie Ihre Schultern

10 WIEDERHOLUNGEN ×4 MAL PRO TAG

Diese Übung stärkt und aktiviert die Muskeln der Oberseite Ihrer Schultern. Durch die Übung bauen Sie im Laufe der Zeit Stärke in den Muskeln auf, die die Schultern wieder in einer normalen Höhe ruhen lässt. Eine einfachere Lösung ohne Training, wo man beispielsweise einfach immer mit gehobenen Schultern herumläuft, hilft leider nicht. Das wird nur dazu beitragen, das Problem zu verschärfen, weil Sie sich mehr anspannen und die Muskeln noch mehr schmerzen.

Die Übung ist eine Fortsetzung von der „Wandstreckung“ aus dem Basisprogramm. Beginnen Sie damit, die Beschreibung dieser Übung auf Seite 58 zu lesen.

So führen Sie die Übung aus: Beginnen Sie im Stehen und mit angewinkelten Armen, die vor Ihnen angehoben sind. Die Ellbogen sind nach vorn gerichtet und die Finger zeigen in Richtung der Decke. Dies ist die Ausgangsposition. Halten Sie einen leichten Druck gegen die Wand (entsprechender Druck ist 1 kg), während Sie Ihre Arme parallel entlang der Wand nach oben gleiten lassen. Heben Sie Ihre Schultern und strecken Sie die Arme so hoch über Ihren Kopf wie Sie können. Halten Sie dies 2 Sekunden lang, bevor Sie Ihre Arme wieder in die Ausgangsposition bringen.

Machen Sie zehn Wiederholungen der Übung, bevor Sie eine Pause einlegen. Dies ist eine Übung, die am besten mehrmals täglich gemacht wird, gern alle eineinhalb Stunden. Sobald Sie die Übung gemeistert haben, können Sie sie ohne die Hilfe der Wand ausführen. Um die Herausforderung zu erhöhen, können Sie auch Gewichte in Ihren Händen halten.

Experten-Tipp:
Halten Sie den Rücken lang und in der gleichen Position während der gesamten Übung. Vermeiden Sie eine Krümmung Ihres Rückens, wenn Sie Ihre Arme über den Kopf strecken. Die Übung ist eine Fortsetzung von der „Wandstreckung“ aus dem Basisprogramm.

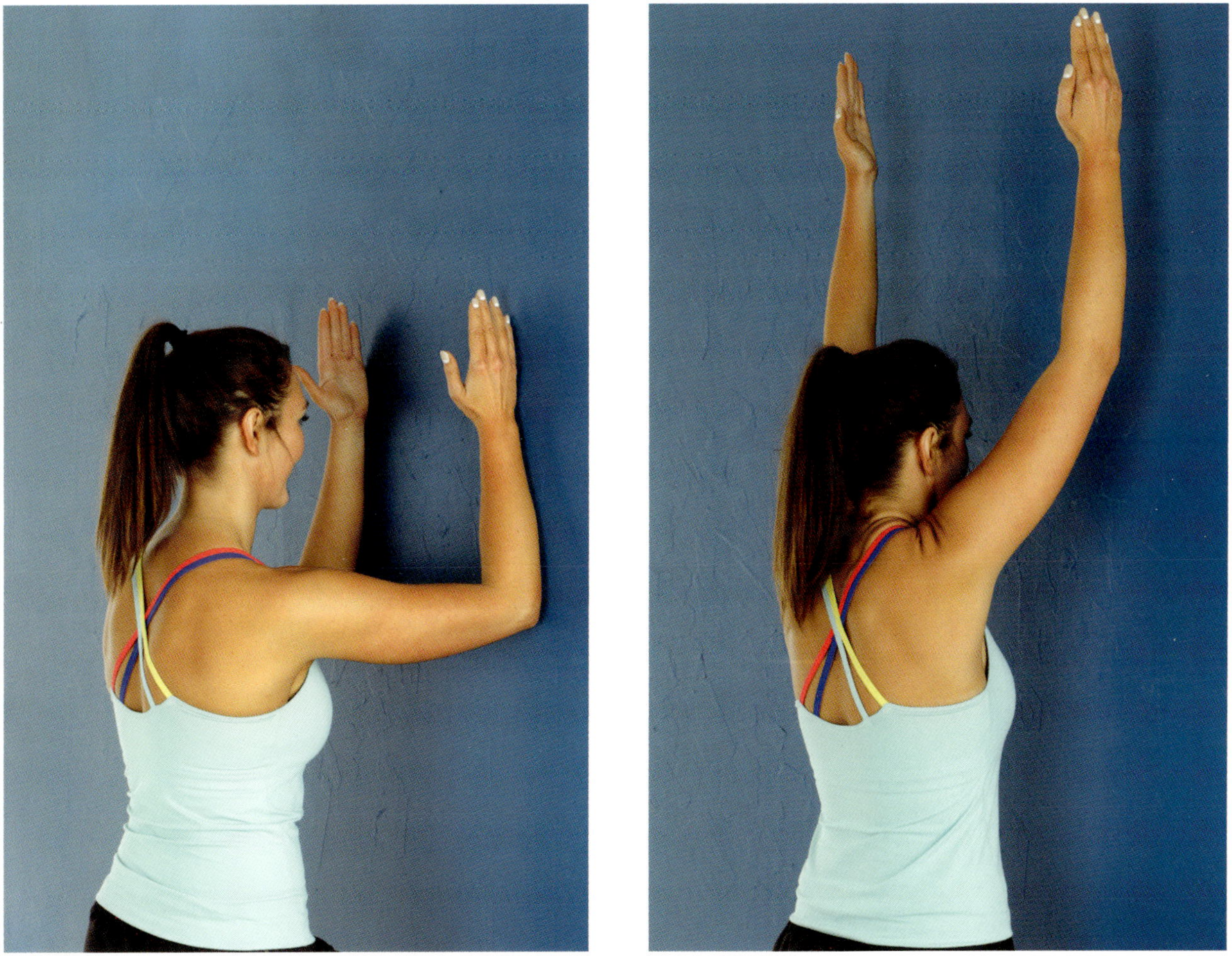

Wie beeinflusst der BH die Schultern?

Dieser Artikel wurde in Zusammenarbeit mit der Manualtherapeutin Angelita Eriksen geschrieben. Eriksen arbeitet bei NIMI (Norwegisches Sportmedizininstitut) und ist eine der führenden Expertinnen Norwegens in der Behandlung von Nacken- und Schulterschmerzen.

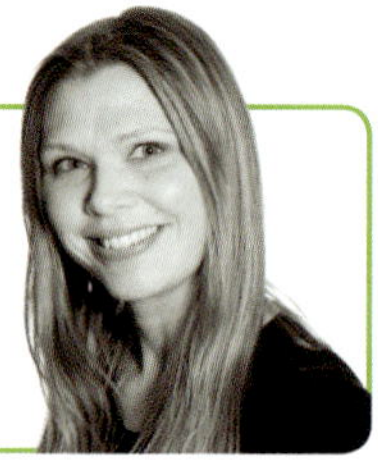

Wenn Sie Schulter- oder Nackenbeschwerden haben, kann es sinnvoll sein, Ihre BHs zu überprüfen. Sie tragen Ihren BH 16-17 Stunden täglich und wenn er schlecht sitzt, ist er nicht gerade hilfreich für die Schultermuskulatur. Eine amerikanische Studie hat gezeigt, dass ganze achtzig Prozent aller Frauen die falsche BH-Größe verwenden. Vieles spricht dafür, dass dies auch für europäische Frauen gilt. Der häufigste Fehler ist ein zu kleines Körbchen und ein zu weites Brustband.

Ein guter BH stützt von unten

Es ist ein weit verbreiteter Irrtum, dass es die Aufgabe der BH-Träger sei, das Körbchen zu halten und die Brüste zu stützen. Das Gewicht der Brüste sollte vom Brustband getragen werden. Bei einem gut sitzenden BH liegen die Träger leicht auf den Schultern. Ihre Aufgabe ist es, das Körbchen an der Brust zu halten.

BH-Träger, die Gewicht tragen, erzeugen einen konstanten Druck auf den Schultern. Das ist, als ob Sie einen Wanderrucksack ohne Unterstützung durch den Beckengurt tragen würden. Die Schultern und der Nacken machen die ganze Arbeit, während die Bereiche, die dafür gemacht sind, Gewicht zu tragen, ungenutzt bleiben.

Eine einfache Faustregel für einen guten BH ist, dass er auch ohne Träger fest an seinem Platz sitzen sollte. Ein neuer BH sollte gut sitzen, wenn der äußerste Haken verwendet wird. Dann haben Sie die anderen Haken als Alternativen, wenn der Stoff im Brustband sich mit der Zeit dehnt.

Der häufigste Fehler ist ein zu kleines Körbchen und ein zu weites Brustband.

Cup-Größe
Das Körbchen ist der Teil des BHs, der das Gewicht Ihrer Brüste an Ihren Körper zieht. Dies ist besonders wichtig für diejenigen, die große Brüste und viel zu tragen haben. Achten Sie darauf, dass die Schale gut an der Brust sitzt. Entsteht eine zusätzliche Wölbung oberhalb der Brust, ist das Körbchen zu klein.

Die tatsächliche Größe des Körbchens variiert von Hersteller zu Hersteller und Modell zu Modell. Es ist also nicht selbstverständlich, dass Sie immer die gleiche Körbchengröße haben. Viele glauben auch, dass das Körbchen das gleiche ist, unabhängig von der Größe. Das stimmt nicht. Das Körbchen eines 90D ist größer als das Körbchen eines 75D.

Was mache ich, wenn ständig die Träger runterrutschen?
Wenn Sie abgesunkene oder vorgebeugte Schultern haben, kann es schwieriger sein, die Träger an Ort und Stelle zu halten (siehe Bild). Das Gefühl, dass die Träger immer wieder nach unten rutschen, führt oft zur Anspannung der Schultern.

Wenn Sie neue BHs kaufen, sollten Sie sehr genau auf die richtige Position achten. Sie können es auch mit gekreuzten Trägern versuchen. Eine einfache Lösung für die BHs, die Sie bereits haben, kann sein, einen etwas dickeren Faden in zwei Teile zu teilen und damit die Träger knapp über der Stelle, wo Sie die Höhe regulieren, zusammenzubinden. Ziehen Sie den BH an und aus wie ein Top.

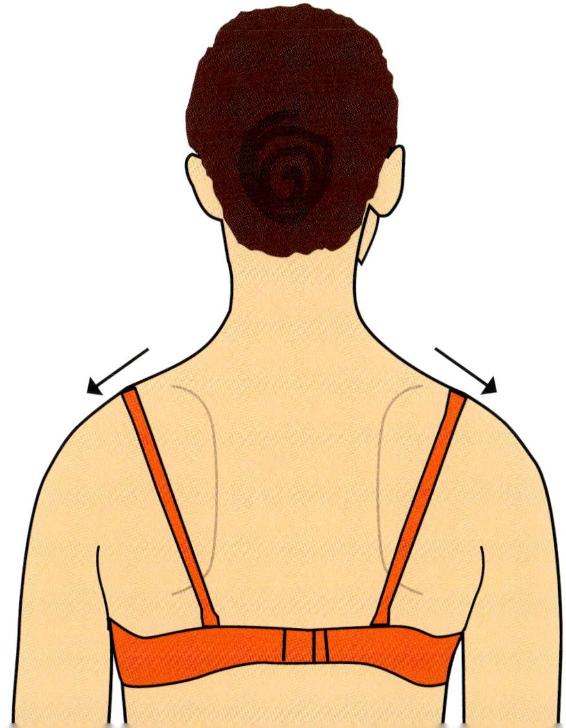

Niedrige oder abgesenkte Schultern bewirken, dass die Träger leichter herunterrutschen.

Mutterschaftsurlaub ohne Nacken- und Schulterschmerzen

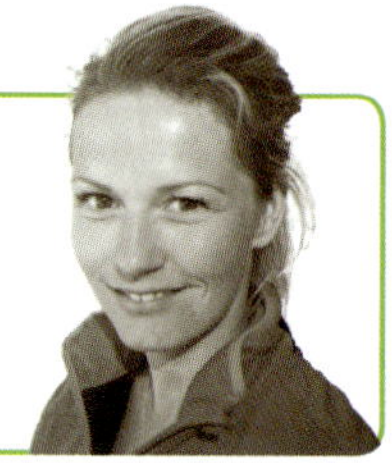

Geschrieben von der Physiotherapeutin und zweifachen Mutter Dörte Jensen. Jensen ist Physiotherapeutin bei Lagune Chiropraktik und im Arbeitsmedizinischen Dienst bei BHT Bergen AS.

Als Mutter von zwei Kindern und Physiotherapeutin kann ich Ihnen ehrlich sagen, dass es schwierig wird. Es wird schwierig werden, weil man die Kleinen so sehr liebt, dass Training, Bewegung, Beschwerden und Körperhaltungen erst weit unten auf der Prioritätenliste stehen.

Nach meinem ersten Kind bekam ich Spannungskopfschmerzen, einen Nacken, der nur auf die linke Seite zu drehen war, einen linken Arm, den ich nicht über die Schulter heben konnte und mehr Muskelverhärtungen als ich zählen konnte. Spontanstillen auf dem Sofa und Not-Tragen, um meinen Sohn zufriedenzustellen, waren nur zwei von vielen täglichen Aktivitäten, die meinen Schultern und meinem Nacken nicht gut taten.

Wenn ich auf diese Zeit zurückblicke, sehe ich, wie hart ich dafür gearbeitet habe, genau die Beschwerden zu bekommen, die ich eben bekam. Sie waren wohlverdient. In meinem zweiten Mutterschaftsurlaub habe ich viele Fehler wiederholt, aber diesmal habe ich es geschafft, einige wichtige Änderungen vorzunehmen. Das hat für mich nicht nur den Mutterschaftsurlaub besser gemacht, sondern mir auch mehr Energie für das Kind gegeben.

Auf den folgenden Seiten leite ich Ihnen die Techniken weiter, die für mich am besten funktioniert haben. Hoffentlich können diese auch Ihnen und Ihrem Kind zu einer besseren Elternzeit verhelfen.

Es wird schwierig werden, weil man die Kleinen so sehr liebt, dass Training, Bewegung, Beschwerden und Körperhaltungen erst weit unten auf der Prioritätenliste stehen.

Hilfsmittel und Zubehör für den Mutterschaftsurlaub

Wickeltisch

Die Höhe muss an Sie angepasst werden. So vermeiden Sie es, sich zu beugen, und die Oberarme können mit einem 90-Grad-Winkel in den Ellbogen seitlich am Körper hängen. Sie sollten den Wickeltisch so aufstellen, dass Sie direkt am Fußende stehen und Ihrem Baby ins Gesicht schauen können. So vermeiden Sie es, dabei den Rücken zu verdrehen.

Wählen Sie einen Wickeltisch, wo alles, was Sie brauchen, leicht zugänglich ist, während Sie eine Hand beim Kind haben können - ohne dass Sie unangenehme Körperhaltungen einnehmen müssen.

Babybäder

Wenn Sie in bequemer Höhe eine ziemlich große Spüle haben, können Sie diese verwenden, solange das Baby darin Platz hat. Das ist viel besser, als sich über die Badewanne zu beugen oder vor einer Babywanne zu knien. Versuchen Sie, das Baby abwechselnd mit beiden Armen zu halten, denn es ist einfach, in eine einseitige Routine zu verfallen. Es gibt auch Badewanneneinsätze für Babys. Damit müssen Sie das Baby nicht selbst halten und umgehen diese Belastung.

Stillsessel

In diesem Sessel werden Sie viel Zeit verbringen. Vielleicht nicht nur beim Stillen, sondern auch zum Kuscheln, zum Singen und um zusammen Bilderbücher anzuschauen. Es ist ratsam, den Stuhl in der Nähe des Kinderbettes aufzustellen, sodass Sie einen kurzen Trageweg haben.

Die Höhe des Stuhls sollte so sein, dass Sie mit beiden Füßen fest auf dem Boden sind. Zur Entlastung des Rückens muss er eine Rückenlehne haben. Bei Bedarf können Sie sich ein Kissen in den Lendenwirbelbereich legen. Die Armlehnen sollten nicht zu niedrig sein. Die Nacken- und Schultermuskulatur wird am besten entlastet, wenn Sie Ihre Arme während der Stillzeit ausruhen können.

Es ist ratsam, die Stillstellung nachzuahmen, wenn Sie den Stuhl im Laden ausprobieren.

Tragen und Trageausrüstung

Tragen Sie Ihr Baby so wenig wie möglich auf der Hüfte. Benutzen Sie stattdessen gut getestete Tragen. Um das Gewicht vom Nacken und den Schultern zu nehmen, sollten Sie sicherstellen, dass der Hüfttragegurt straff gespannt ist. Tragen Sie das Kind auf dem Rücken, sobald es körperlich bereit dafür ist. Stellen Sie sicher, dass die Schultergurte breit und gut gepolstert sind und das Gewicht gleichmäßig auf beiden Seiten verteilt wird. Das gleiche gilt übrigens auch für Schultergurte an Still-BHs.

Stillkissen und Stillpositionen

Ein Stillkissen ist eines der wichtigsten Hilfsmittel, um die Belastung für die Nacken- und Schultermuskulatur zu minimieren, wenn Sie in einer sitzenden Position stillen. Das Kind liegt höher und befindet sich auf Ihrer Brusthöhe, ohne dass Sie sich nach unten beugen müssen. Sie müssen auch das Gewicht Ihres Kindes nicht die ganze Zeit halten.

Es ist immer verlockend, auf seinen kleinen Engel hinunterzuschauen, aber versuchen Sie sich gelegentlich loszureißen, um den Kopf etwas zu bewegen und zu strecken.

Schauen Sie an die Decke, drehen Sie den Kopf von einer Seite zur anderen, machen Sie ein Doppelkinn. Öffnen und schließen Sie den Mund, als ob Sie gähnen, oder legen Sie Ihren Kopf auf der Rückenlehne ab. Versuchen Sie, Ihrem Atem zu folgen. Jedes Mal, wenn Sie ausatmen, ziehen Sie Ihre Schultern ein wenig weiter nach unten.

Es ist auch wichtig, die Stillpositionen zu variieren. Sie können beispielsweise liegend stillen, mit dem Kopf auf einem Kissen. Je mehr Abwechslung, desto besser für den Körper.

Kinderwagen

Die Höhe des Kinderwagengriffes sollte so sein, dass Sie die Arme entspannt an Ihrem Körper hängen lassen können, während Sie einen 90-Grad-Winkel im Ellbogen haben.

Der Wagen muss leicht geschoben und manövriert und sollte mit einer Hand gehandhabt werden können. Dann können Sie den anderen Arm beim Gehen ausschwingen lassen. Denken Sie daran, die Seiten zu variieren! Eine weitere Variante ist, dass Sie den Kinderwagen wegdrücken und Sie ihn wieder heranziehen. So können Sie nicht nur die Muskeln im Nacken, Rücken und den Schultern trainieren, sondern auch die statische Haltung lösen.

Für mehr Abwechslung beim Spazierengehen können Sie den Wagen zwischendurch hinter sich herziehen.

Vorbeugen

Behandlung ist gut, aber Vorbeugen ist besser. Immer mehr Studien zeigen, dass einfache präventive Übungen wirken. Eine Stunde der Prävention kann Sie vor Monaten der Rehabilitation bewahren.

Keine Schulterbeschwerden mehr

Der Körper passt sich ständig an Ihr tägliches Leben an. Heben Sie schwer, wird der Körper stärker. Sitzen Sie viel in Ruhepositionen, baut er unnötige Muskelmasse ab. Haben Sie eine abwechslungsreiche Tätigkeit, halten Ihre Gelenke ihre Beweglichkeit aufrecht. Indem man dem Körper hilft, dass er sich Ihrem täglichen Leben anpasst, kann man effektiv verhindern, dass neue Schulterbeschwerden entstehen.

Dies ist die dritte und letzte Etappe auf dem Weg zu einer langanhaltend gesunden Schulter. Auch hier kann man ganz leicht umfallen. Wenn der akute Schmerz vorbei ist - warum sollen Sie mit den Übungen weitermachen? Jetzt fällt es leicht zu vergessen, wie es war, als Sie Schmerzen spürten. Aber benutzen Sie das als Motivation: Die Verhinderung nimmt weniger Zeit als die Reparatur in Anspruch.

In diesem Kapitel finden Sie vier verschiedene Präventionsprogramme. Wählen Sie selbst das Programm aus, das am besten in Ihren Alltag passt.

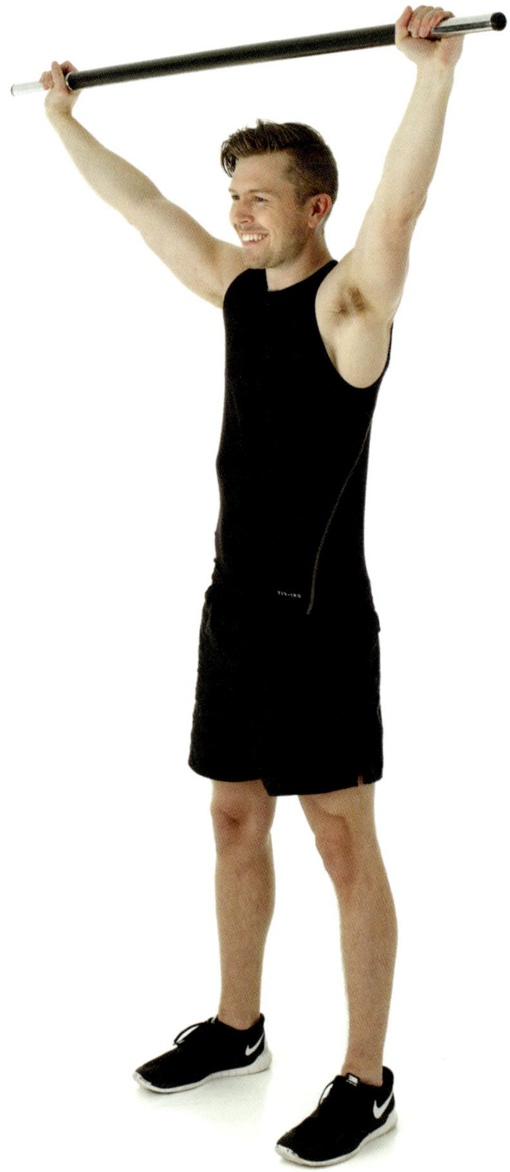

Schulter-ABC
Das Programm für diejenigen, die ein geschäftiges Leben mit langen Arbeitstagen und wenig Zeit zum Trainieren haben. Es besteht aus drei Übungen, nehmen Sie sich nur fünf Minuten Zeit - Sie brauchen keine Ausrüstung außer einer Matte. Absolvieren Sie es täglich, um eine langanhaltend gesunde Schulter zu erreichen.

Aufwärmen mit dem elastischen Band
Erstellt für die, die schulterfordernde Sportarten betreiben. Dazu gehören Handball, Gymnastik, Schwimmen, Volleyball und Skifahren. Das einzige, was Sie brauchen, ist ein Gummiband und fünf Minuten. Machen Sie das Programm zusammen mit anderen Aufwärmübungen vor dem Training oder Wettkampf.

Schlingentraining
Das Programm für diejenigen, die zu Hause Sport treiben wollen. Sie trainieren nicht nur die Schultern, sondern festigen auch gleichzeitig Bauch und Rücken. Viele der Übungen sind auch als präventives Rückentraining nutzbar, hiermit schlagen Sie also zwei Fliegen mit einer Klappe. Die Durchführung ist kurz und macht Sie rasch stärker.

Krafttraining
Für die gemacht, die im Fitnessstudio trainieren. Hier finden Sie Übungen, die Sie von den Zehen aufwärts herausfordern. Eine starke Schulter ruht am besten auf einem starken Körper und mit diesem Programm können Sie beides erreichen.

Bevor Sie Ihr Programm beginnen, hat einer der führenden Schulterexperten der Welt einige gute Ratschläge:

Achten Sie auf Ihre Schultern, während Sie trainieren

Lyn Watson ist Manualtherapeutin und Spezialistin der Sportphysiotherapie. Sie hat eine Doktorarbeit über "multidirektionale Instabilität der Schulter" an der Latrobe University in Melbourne geschrieben. Sie ist eine der führenden SchulterbehandlungsexpertInnen weltweit und hat sich in den vergangenen 30 Jahren ausschließlich mit diesem Bereich befasst.

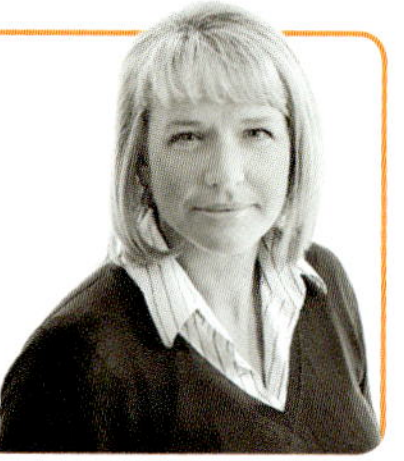

Wenn Sie mit einer neuen Übung oder Trainingseinheit beginnen, gibt es einige einfache Vorsichtsmaßnahmen, um auf Ihre Schultern aufzupassen.

Beginnen Sie in gemütlichem Tempo

Beginnen Sie langsam mit neuen Kraftübungen. Die Sehnen in den Schultern sind anfällig für abrupte Bewegungen oder plötzliche Belastungsänderungen. Für diejenigen, die 50 Jahre oder älter sind, ist dies noch wichtiger, denn die Sehnen werden weniger elastisch und sensibler für Veränderungen mit dem Alter. Wenn Sie neue Übungsgewohnheiten beginnen, ist es ratsam, andere körperlich anspruchsvolle Projekte zu verschieben. Nicht mit dem großen Renovierungsprojekt beginnen, wenn Sie gleichzeitig beginnen, ins Fitnessstudio zu gehen. Machen Sie eines nach dem anderen, so bleiben die Schultern zufrieden.

Hören Sie auf Ihren Körper

Trainieren Sie auf Technik, bevor Sie auf Gewichte setzen. Versuchen Sie, alle Trainings vornüber zu halten und lassen Sie Ihre Ellbogen nicht weiter nach hinten gleiten, als bis zu den Seiten Ihres Körpers. Sind Sie zu steif, eine Übung zu machen, sollten Sie sich diese nicht erzwingen. Gehen Sie es langsam und sorgfältig an, egal ob Sie auf Stärke trainieren, Pilates oder Yoga machen. Lassen Sie sich von anderen nicht in unangenehme Situationen drängen.

Beachten Sie die Ausgewogenheit im Training

Es ist einfach, in die Falle zu tappen, nur die Muskeln zu trainieren, die Sie im Spiegel sehen können - die Vorderseite des Körpers. Ein monotoner Schwerpunkt auf das Training der Brust, des Bizeps und Bauches kann Ihre Schultern vor große Herausforderungen stellen. Starke Muskeln ziehen Sie vor, während die Muskeln im Rücken nicht stark genug sind, um Sie zurückzuhalten. Denken Sie daran, die Rückseite Ihres Körpers zu trainieren.

Passen Sie Ihr Training an, wenn Sie verletzt sind

Haben Sie Schmerzen in den Schultern, ist es ratsam, das Training mit Übungen unter der Schulterhöhe zu beginnen. Wenn es Ihnen besser geht, können Sie nach und nach wieder mit Ihren Armen in der Höhe trainieren.

Es ist wichtig zu spüren, dass Sie immer die Kontrolle über die Gewichte und Ihre Technik behalten. „Crossfit" ist eine Art intensives Zirkeltraining, bei der man so hart rangenommen werden kann, dass man die Kontrolle über Bewegungen verliert. Wenn Sie so müde sind, dass Sie nicht in der Lage sind, die Übungen mit starker Kontrolle durchzuführen, erhöht sich das Risiko einer Schulterverletzung.

Nehmen Sie diese Tipps mit an Ihren Trainingsort und Sie beugen Schäden vor und halten Ihre Schultern gesund!

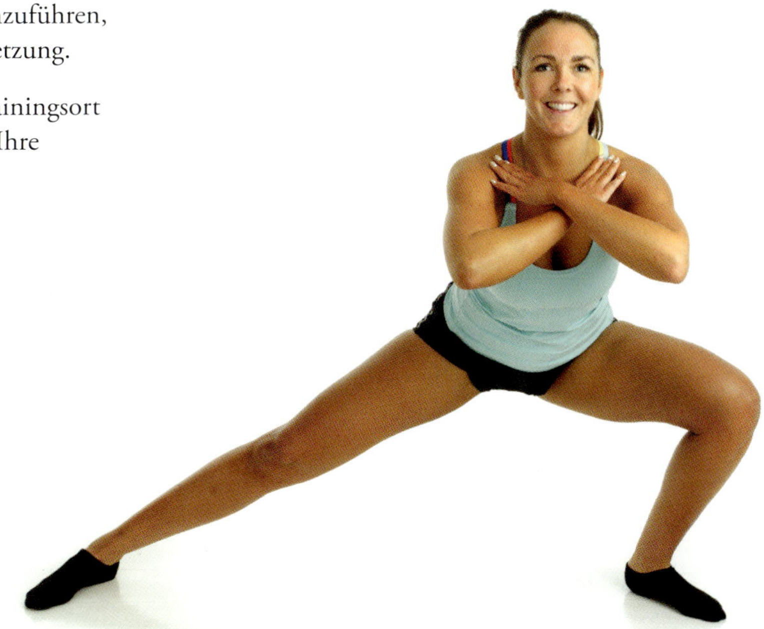

Verletzungsfreies Krafttraining

Kann ich zu viel Krafttrainieren?
Mit vertrauten Übungen wie Schulterdrücken, Bankdrücken und Pull-Downs werden die großen Muskeln im Körper trainiert. Dies sind die Muskeln, die sich schnell aufbauen und es Ihnen ermöglichen, immer schwerere Gewichte zu heben. Die kleinen Muskeln, die die Schulter und das Schulterblatt steuern, können nicht immer mit so einem raschen Anstieg mithalten.

Wenn Sie vom Krafttraining schmerzende Schultern bekommen, kann es ein Zeichen dafür sein, dass die kleinen Muskeln von den größeren überlagert werden. Das bedeutet nicht unbedingt, dass Sie mit dem Training aufhören müssen. Wenn Sie gerade Schmerzen bekommen haben, gehen Sie zurück zum Schmerzlinderungskapitel (Seite 23) und folgen dem Rat und den Übungen dort. Das nächste Mal, wenn Sie trainieren, wärmen Sie sich mit dem elastischen Band auf (Seite 115), bevor Sie beginnen schwer zu heben.

So werden die Übungen schulterfreundlich

Schulterpresse
Machen Sie die Schulterpresse schonender, indem Sie die Ellbogen schräg nach vorn zeigen lassen, statt sie zur Seite zu strecken. Das schafft mehr Platz im Inneren des Schultergelenks beim Heben. Denken Sie daran, dass Rücken und Brust während der gesamten Übung ruhig sein sollen. Müssen Sie den Rücken verdrehen, um das Gewicht über den Kopf heben zu können, sind Sie mit diesem Satz fertig. Machen Sie eine kleine Pause, bevor der nächste Satz beginnt.

Dips
Dips ist eine anspruchsvolle Übung für die Schultern. Machen Sie stattdessen alternative Übungen, wie die Trizepspresse mit Stange in Rückenlage oder den Trizepszug mit Kabelvorrichtung.

Zug nach unten und Körperheben
Ziehen Sie die Stange immer vor dem Kopf nach unten (beim Ziehen nach unten) und stoppen Sie, wenn die Stange in Kinnhöhe ist. Ziehen Sie die Stange tiefer als bis zum Kinn, müssen Sie die Schultern nach vorne schieben, was sowohl für die Schultern, als auch den oberen Rücken ungünstig ist. Denken Sie daran, Ihre Arme während der gesamten Übung aktiv zu nutzen, auch wenn Sie sie ausgestreckt halten. Aktive Arme beugen Verletzungen vor und geben Ihnen eine bessere Kontrolle beim Anheben.

Variieren Sie die Griffe und Stangentypen. Vielfalt bewirkt, dass Sie größere Teile der Schultern trainieren und gegen Verletzungen besser gewappnet sind.

Bankdrücken und Liegestütz
Stoppen Sie, wenn die Ellbogen auf einer Ebene mit dem Rest des Körpers sind, wenn Bankdrücken oder Liegestütze schmerzen. Dies reduziert die Last auf die Schultern, während Sie gleichzeitig stark von der Übung profitieren.

VORBEUGUNG 1

SCHULTER-ABC

Der kürzeste Weg, um eine gesunde Schulter zu behalten, ist sie zu benutzen.

Beim Schulter-ABC geht es um Übungen, die das Gegenteil von dem erfordern, was Ihre Schultern normalerweise machen. Übungen, die kurze Zeitfenster in Anspruch nehmen, überall durchgeführt werden können und ideal für diejenigen sind, die wirklich keine Zeit haben, zu trainieren.

Die Übungen sind entwickelt worden, um Schultern, Rücken und Nacken zu stimulieren und ihre Beweglichkeit und Funktion aufrechtzuerhalten.

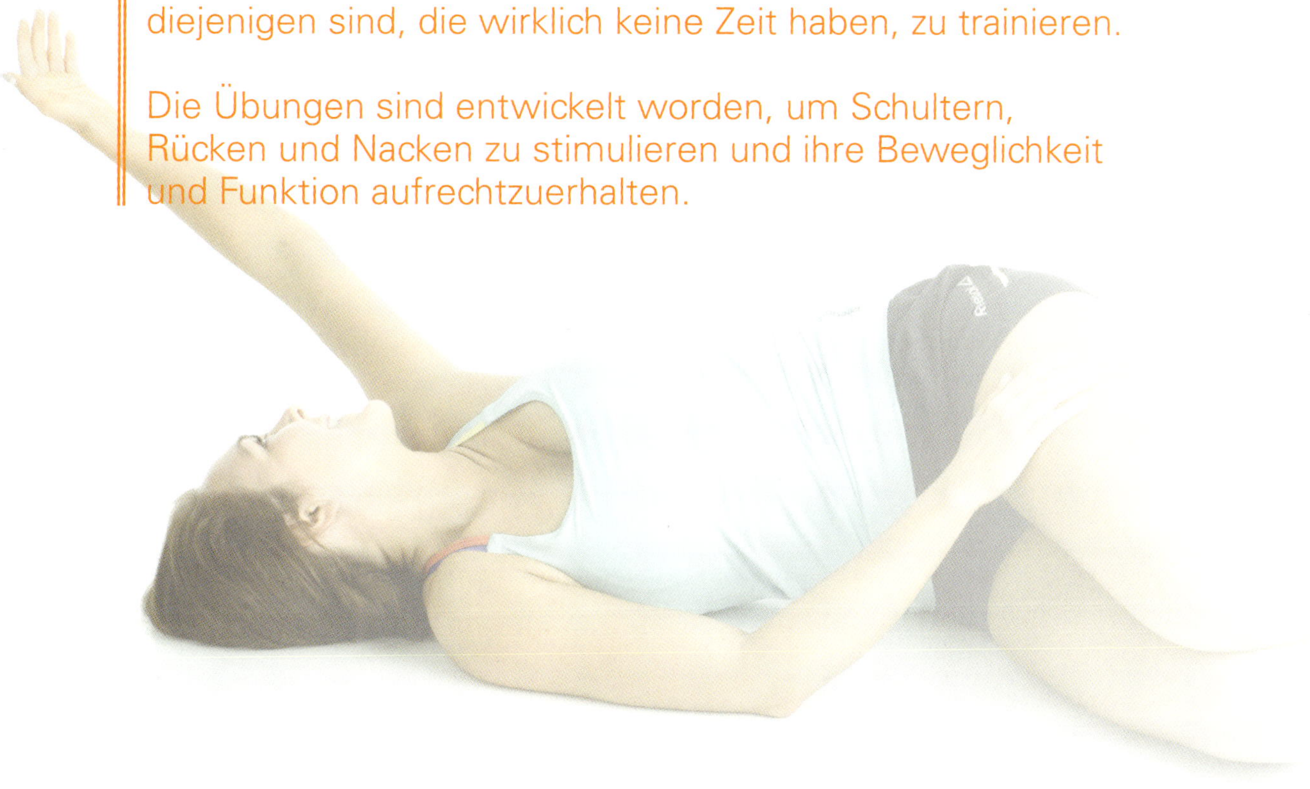

Sitzendes Y-Armheben

10 WIEDERHOLUNGEN ×2 SÄTZE

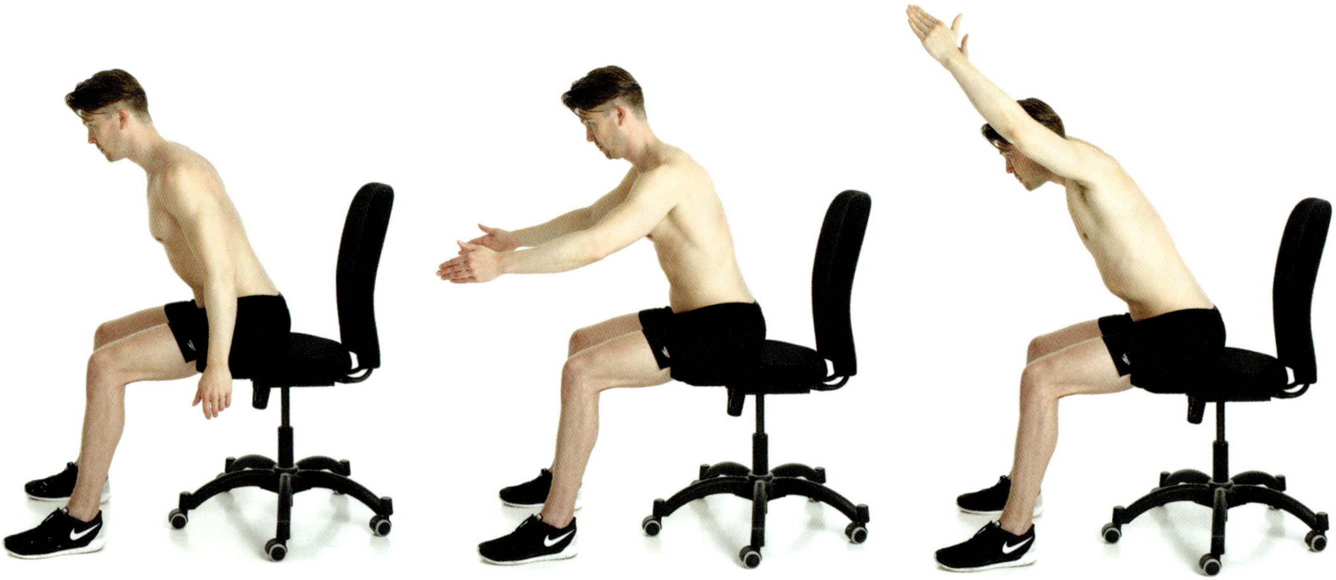

Sitzen Sie vorn auf dem Stuhl mit dem Rücken in der Mittelposition und mit den Armen nach unten. Platzieren Sie Ihre Füße breit auf dem Boden. Beginnen Sie damit, sich nach vorn zu lehnen, während Sie eine leichte Krümmung in der Wirbelsäule beibehalten. Die Bewegung sollte aus der Hüfte kommen. Stoppen Sie, wenn Sie nicht weiter nach vorn kommen, ohne die Krümmung in der Wirbelsäule zu verlieren.

Halten Sie eine Schulterbreite Abstand zwischen Ihren Armen und lassen Sie Ihren Daumen nach oben zur Decke zeigen. Heben Sie die Arme so weit in Richtung Decke, wie Sie können, bevor Sie sie wieder ruhig absenken. Wiederholen Sie dies zehn Mal, bevor Sie sich wieder aufsetzen. Führen Sie die ganze Übung zweimal aus.

Experten-Tipp:
Ein häufiger Fehler ist es, den Rücken zu verbiegen, wenn man die Arme über den Kopf hebt. Konzentrieren Sie sich darauf, die Mittelposition des Rückens während der ganzen Übung zu halten.

T-Flys mit Hüftwirkung

10 WIEDERHOLUNGEN ×2 SÄTZE

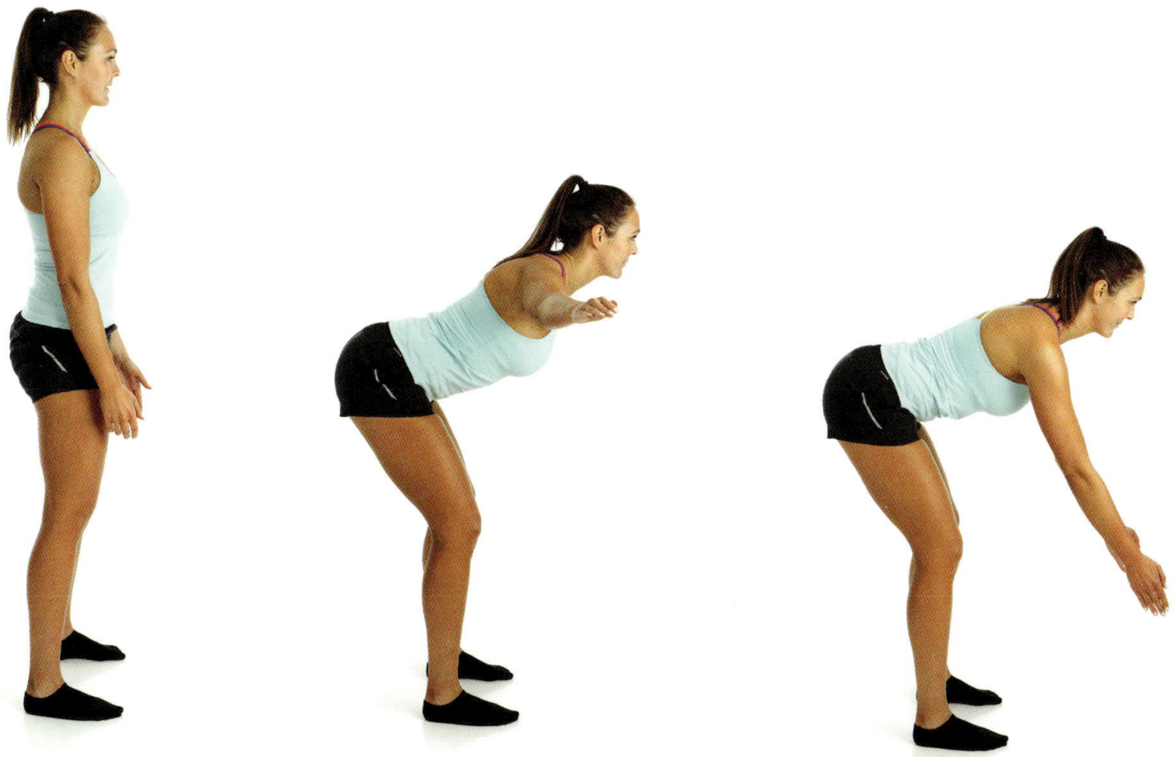

Stehen Sie mit dem Rücken in der Mittelposition und den Armen nach unten an Ihren Seiten. Beugen Sie leicht Ihre Knie. Beginnen Sie damit, sich nach vorn zu lehnen, während Sie eine leichte Krümmung in der Wirbelsäule beibehalten. Halten Sie diese Krümmung während der gesamten Übung. Stoppen Sie, wenn Sie eine Dehnung in der Rückseite der Oberschenkel spüren. Halten Sie die Position und heben Sie Ihre Arme zehn mal zur Seite, bevor Sie sich wieder aufrichten.

Experten-Tipp:
Um die Übung zu erleichtern, können Sie die Fersen bei den ersten paar Malen der Ausführung aufstellen. Dadurch wird es einfacher, die Bewegung richtig auszuführen.

Yoga-Übung in Seitenlage

60 SEKUNDEN

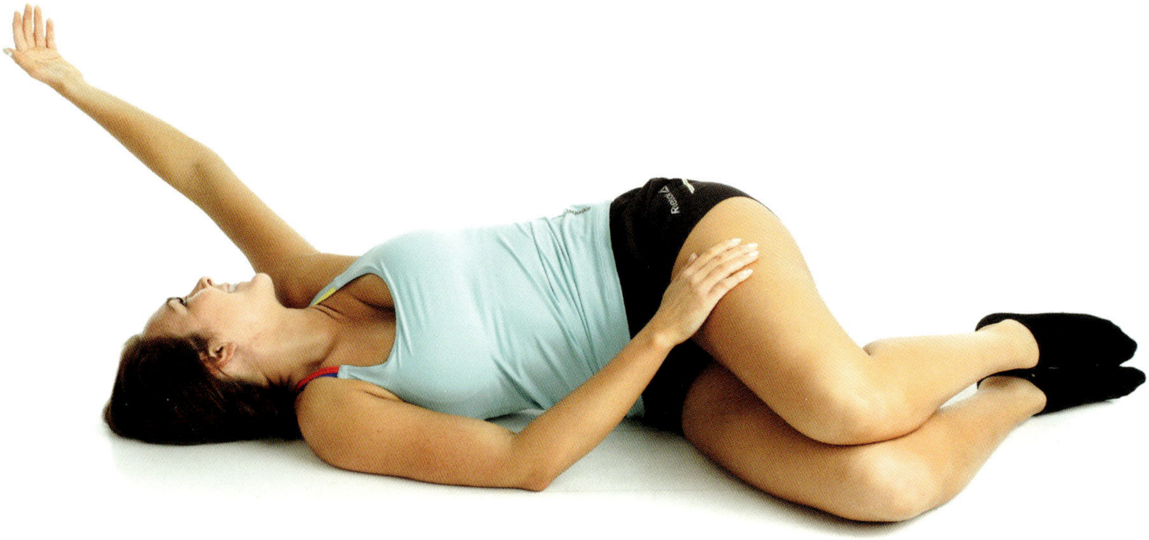

Legen Sie sich mit angezogenen Knien auf die rechte Seite. Legen Sie sich ein Kissen unter den Kopf, sodass Sie bequem liegen. Legen Sie den rechten Arm auf den linken Oberschenkel. Strecken Sie Ihren linken Arm, sodass er in Richtung Decke zeigt. Führen Sie dann den linken Arm und die Schulter zurück zum Boden.

Lassen Sie Ihren Oberkörper mit dem Arm bewegen, während beide Knie wieder auf der Seite liegen bleiben.

Lassen Sie den linken Arm und die Schulter so weit auf den Boden gleiten, wie Sie können. Stoppen Sie, wenn Sie eine Dehnung spüren und halten Sie diese Position 60 Sekunden.

Experten-Tipp:
Halten Sie Ihre Knie während der ganzen Übung dicht aneinander. Wenn das obere Knie mit nach hinten gleitet, bringt Ihnen die Übung weniger. Die Übung ist gut für die Dehnung der Brustmuskeln und die Mobilität des Rückens. Benutzen Sie Ihren Atem zwischendurch, um sich bestmöglichst zu entspannen. Atmen Sie tief durch die Nase ein und ruhig durch den Mund aus.

Übersicht: Schulter-ABC

SITZENDES Y-ARMHEBEN

10 WIEDERHOLUNGEN ×2 SÄTZE

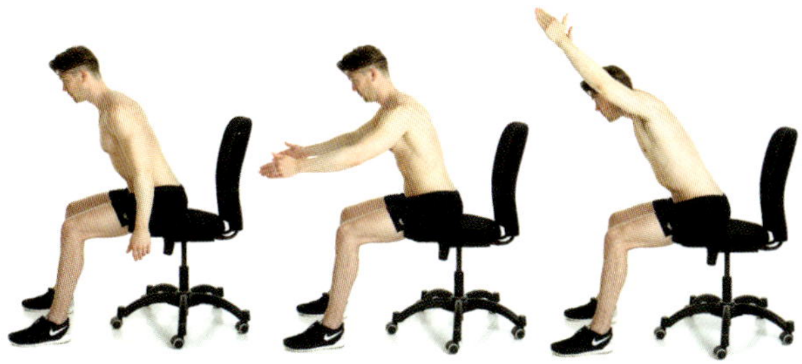

T-FLYS MIT HÜFTWIRKUNG

10 WIEDERHOLUNGEN ×2 SÄTZE

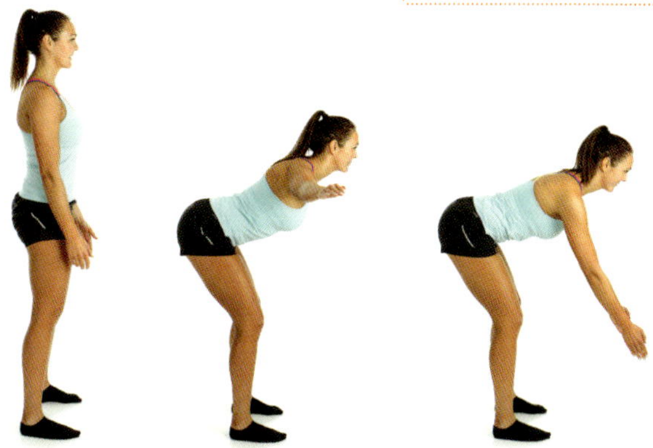

YOGA-ÜBUNG IN SEITENLAGE

60 SEKUNDEN

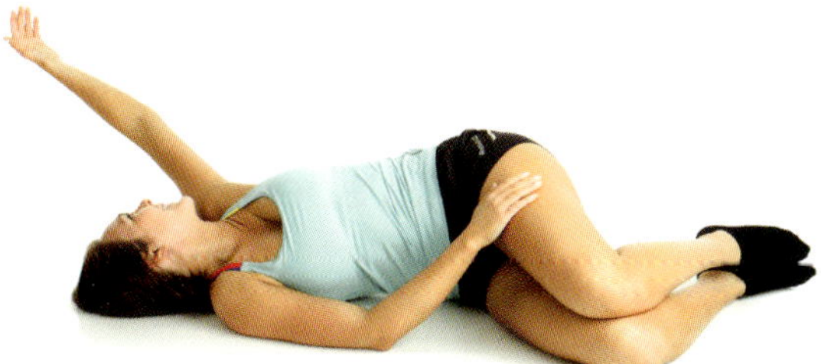

Stehendes Rudern

20 WIEDERHOLUNGEN

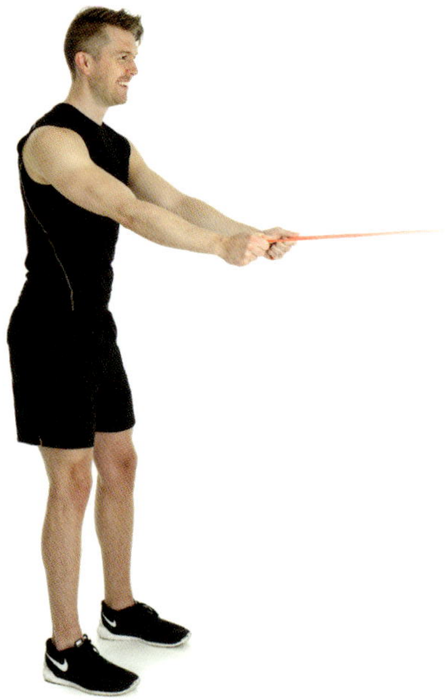

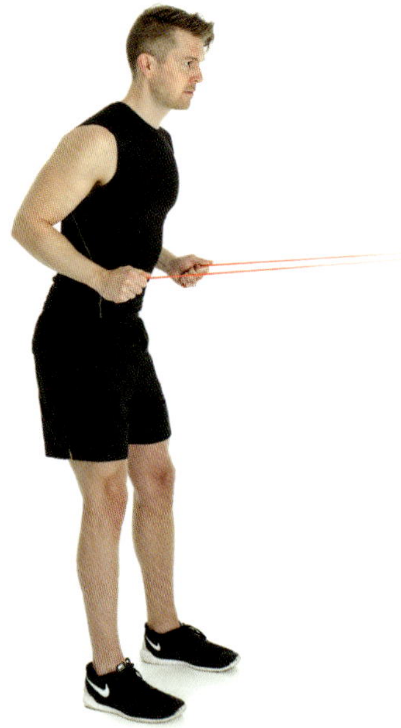

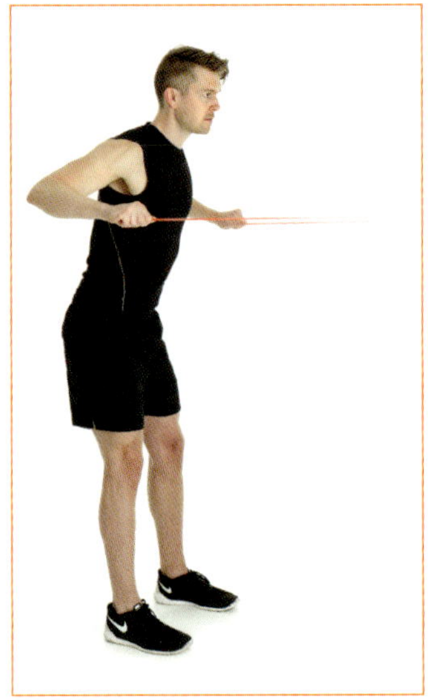

Befestigen Sie das Band auf Bauchhöhe. Halten Sie beide der losen Enden fest und bewegen Sie sich ein wenig von der Befestigungsstelle weg. Stehen Sie mit den Beinen und dem Oberkörper zum Band gerichtet.

Stehen Sie still, während Sie das Band ruhig zu sich ziehen. Beginnen Sie damit, Ihre Schultern nach hinten zu ziehen, bevor Sie die Arme beugen. Halten Sie die Position zwei Sekunden, bevor Sie die Arme wieder ausstrecken. Lassen Sie bei den ersten fünf Wiederholungen die Ellbogen hinunter und zum Oberkörper kommen. Nach fünf Wiederholungen beginnen Sie bei jeder Wiederholung die Ellbogen etwas weiter weg vom Körper zu halten. Schließen Sie mit fünf Wiederholungen, bei denen Sie die Ellbogen gerade zur Seite ziehen.

Experten-Tipp:
Stoppen Sie das Ziehen nach hinten, wenn die Ellbogen auf einer Linie mit Ihrem Körper sind.

Stehende Außenrotation

20 WIEDERHOLUNGEN

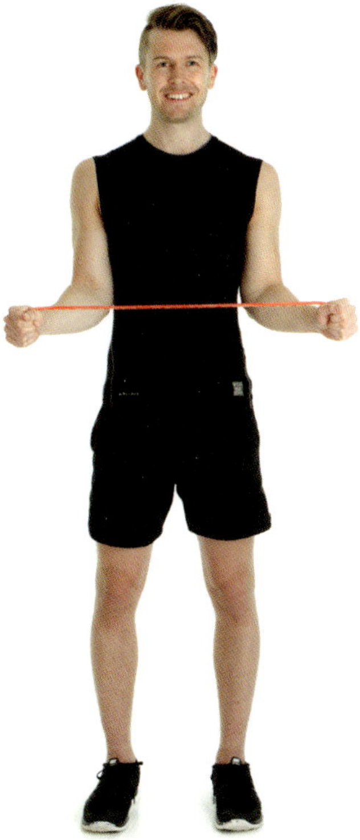

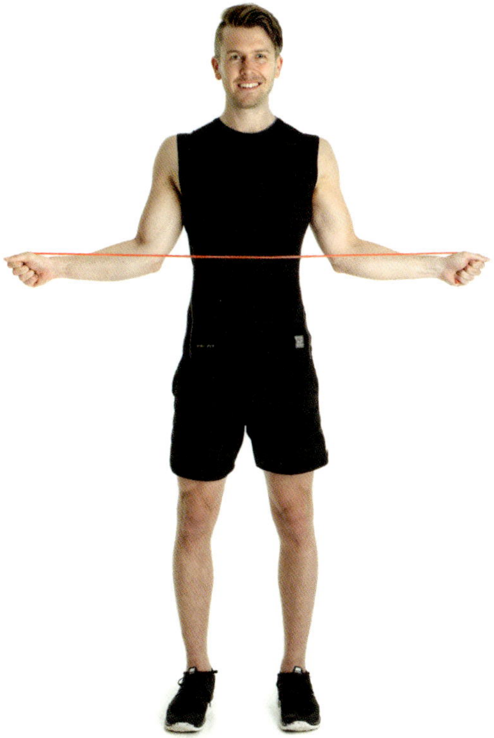

Beginnen Sie mit den Armen an den Seiten und den Unterarmen angehoben, sodass sie geradeaus zeigen. Die Daumen zeigen zur Decke. Halten Sie das elastische Band mit etwas weniger als einer Schulterbreite Abstand zwischen Ihren Händen.

Dehnen Sie das Band, indem Sie die Hände voneinander wegbewegen. Ihre Hände sollten während der gesamten Übung auf gleicher Höhe und die Ellbogen dicht am Körper sein. Halten Sie die Position 2 Sekunden lang, bevor Sie Ihre Hände wieder zurückführen. Wiederholen Sie alles 20 Mal, bevor Sie mit der nächsten Übung fortfahren.

Übersicht: Aufwärmen mit dem elastischen Band

STEHENDES RUDERN

20 WIEDERHOLUNGEN

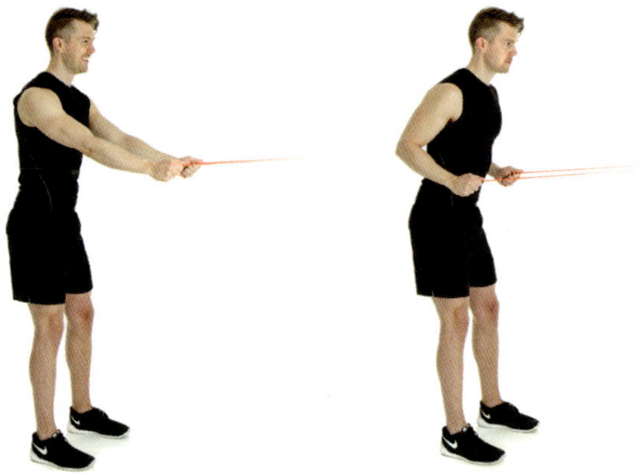

STEHENDE AUSSENROTATION

20 WIEDERHOLUNGEN

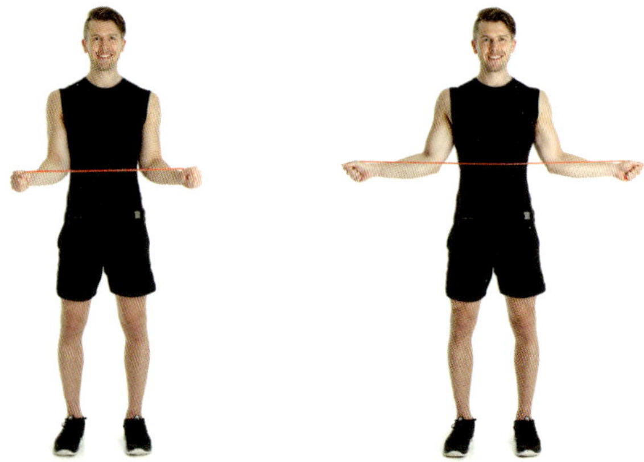

STEHENDER SCHNEEENGEL

10 WIEDERHOLUNGEN

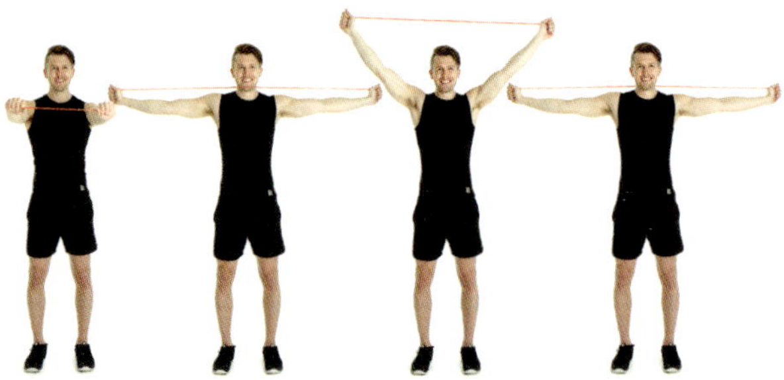

STEHENDE SCHRÄGSTRECKUNG

20 WIEDERHOLUNGEN

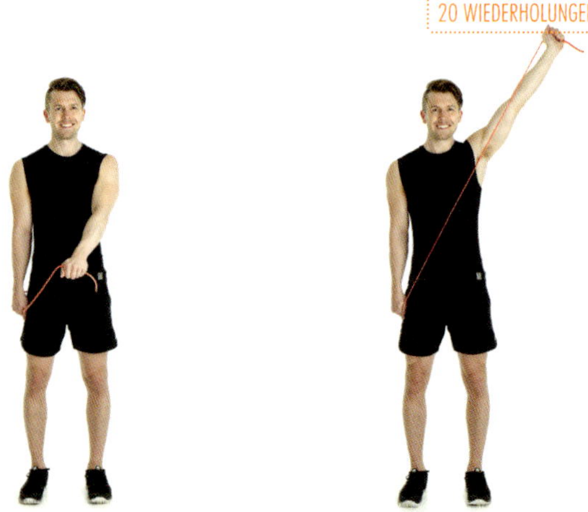

VORBEUGUNG 3

SCHLINGENTRAINING

Ein Schlingentraining ist brillant, wenn Sie mit einem einzigen Werkzeug Ihren ganzen Körper trainieren wollen. Es braucht wenig Platz, erfordert nicht mehr als einen Ort zum Aufhängen und es ist leicht, den Widerstand einzustellen. In diesem Programm finden Sie vier ausgewählte Übungen, die alle Ihre Schulter stärken.

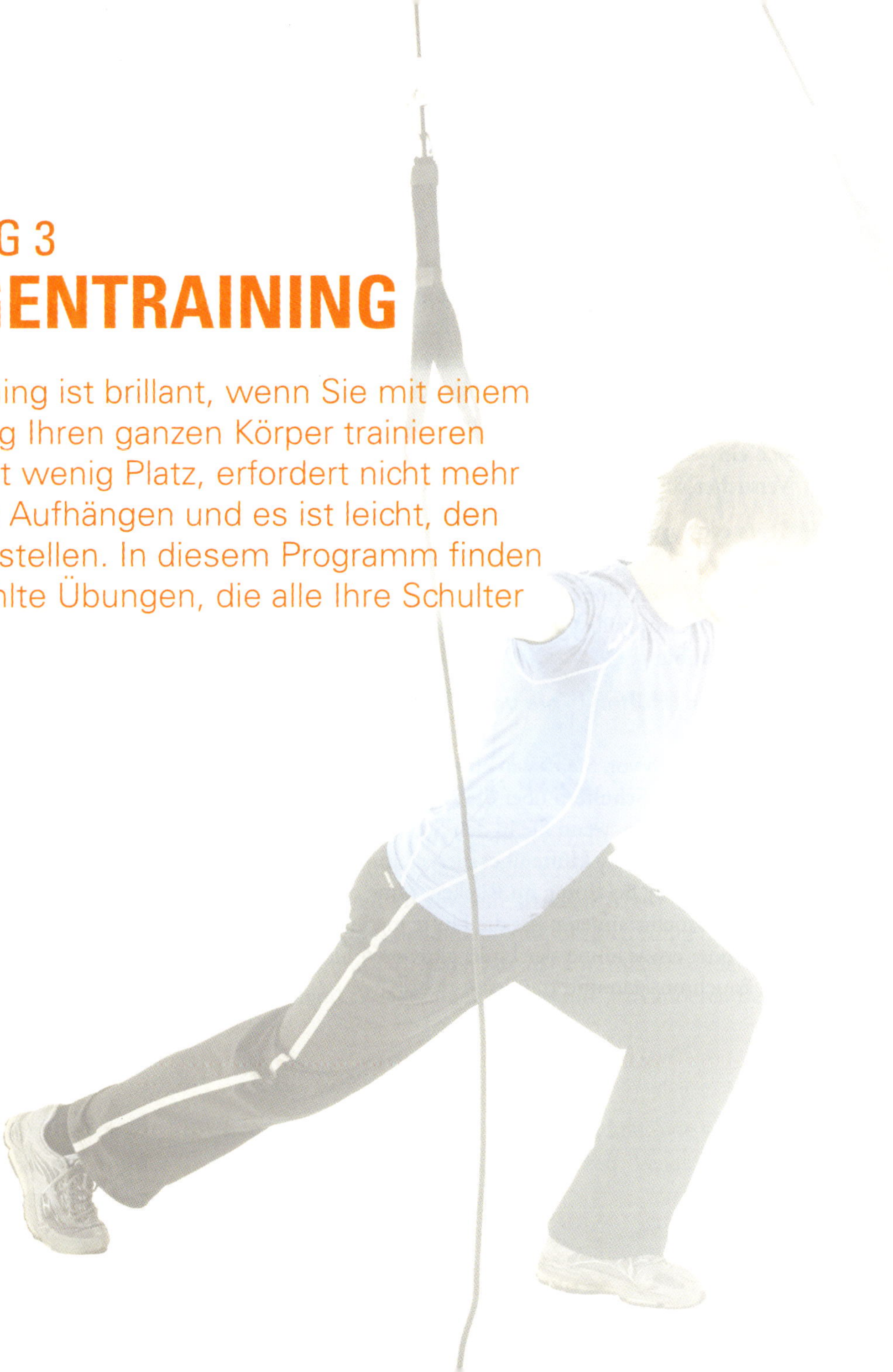

Stehender Superman

15 WIEDERHOLUNGEN ×2 SÄTZE

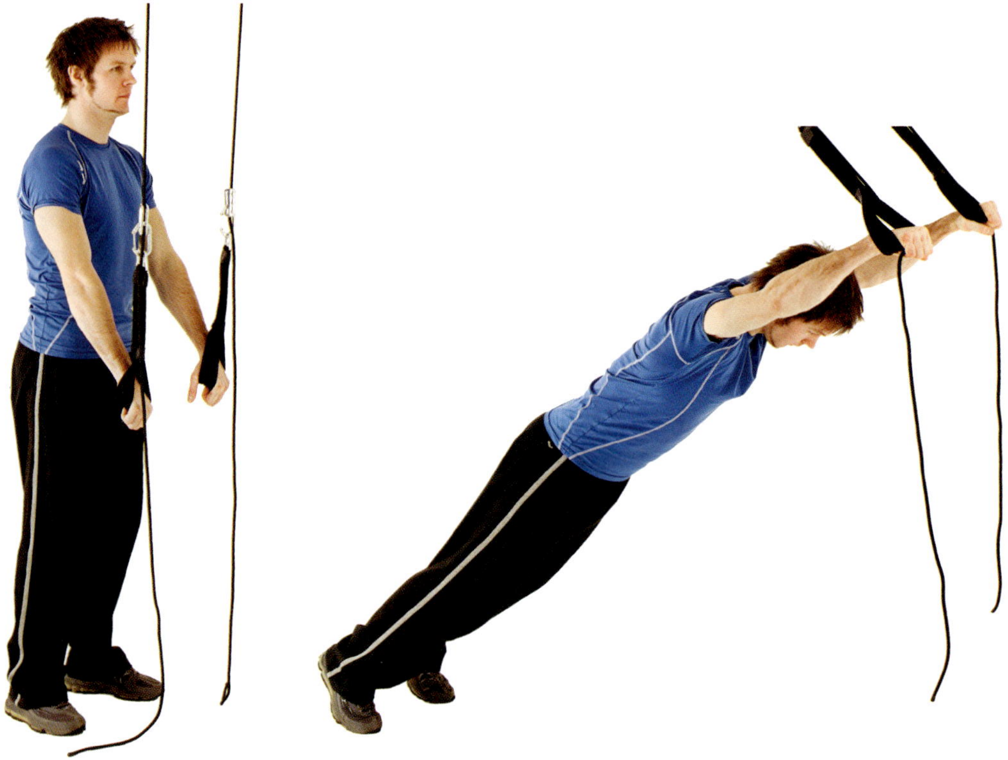

Halten Sie die Schlingen auf Hüfthöhe. Halten Sie die Schlingen mit Ihren Handflächen zum Boden zeigend. Beugen Sie sich vor, während Sie nach und nach Ihr Gewicht in die Schlingen fallen lassen.

Beginnen Sie vorsichtig. Wenn Sie die Kontrolle haben, können Sie Ihre Arme schrittweise weiter und weiter nach vorn bewegen. Halten Sie die Position für 3 Sekunden, bevor Sie Ihre Arme nach unten auf den Boden drücken und dann geführt und ruhig zurück in die Ausgangsposition gehen.

Experten-Tipp:
Halten Sie den Rücken in der Mittelposition und die Schultern unten während der gesamten Übung. Suchen Sie nach neuen Herausforderungen, können Sie die Richtung, in die die Arme ausgestreckt werden, verändern. Versuchen Sie beispielsweise, die Arme gerade zur Seite zu strecken.

Liegendes Körperstemmen

15 WIEDERHOLUNGEN ×2 SÄTZE

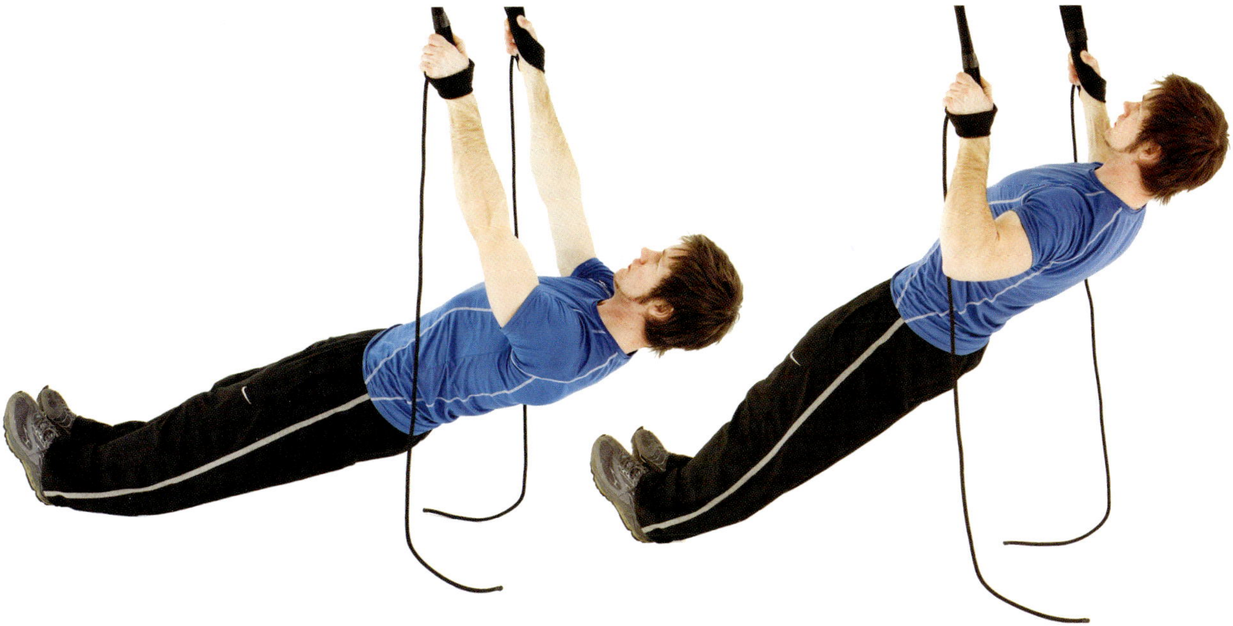

Halten Sie die Schlingen auf Hüfthöhe. Beginnen Sie zurückgelehnt mit den Händen in den Schlingen.

Ziehen Sie die Schultern nach hinten und unten. Lassen Sie die Ellbogen zur Seite kommen, wenn Sie die Schlingen festziehen und sich hochstemmen.

Experten-Tipp:
Machen Sie die Übung mit nur einem Fuß auf dem Boden oder den Füßen auf einen Stuhl gelegt, um die Übung schwerer zu gestalten. Die Übungen werden einfacher, wenn Sie ein paar Schritte rückwärts machen, sodass Ihr Körper weniger schräg lehnt.

Schräge Liegestütze

15 WIEDERHOLUNGEN ×2 SÄTZE

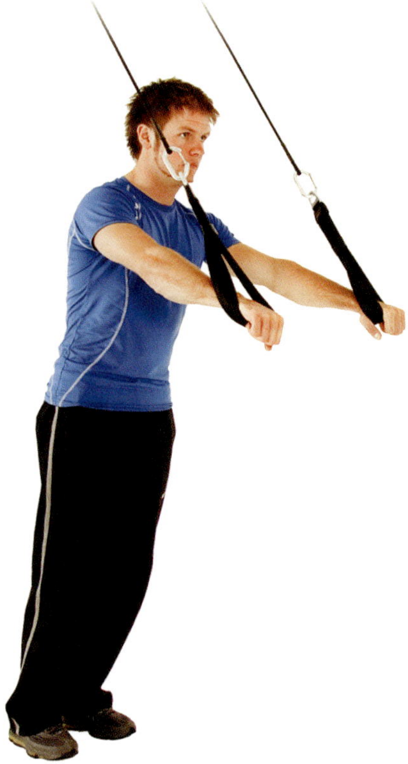

Halten Sie die Schlingen auf Hüfthöhe. Beginnen Sie vorgebeugt. Senken Sie Ihren Körper nach vorn ab, indem Sie die Ellbogen zur Seite beugen. Stoppen Sie, wenn Ihre Ellbogen an der Seite Ihres Körpers sind.

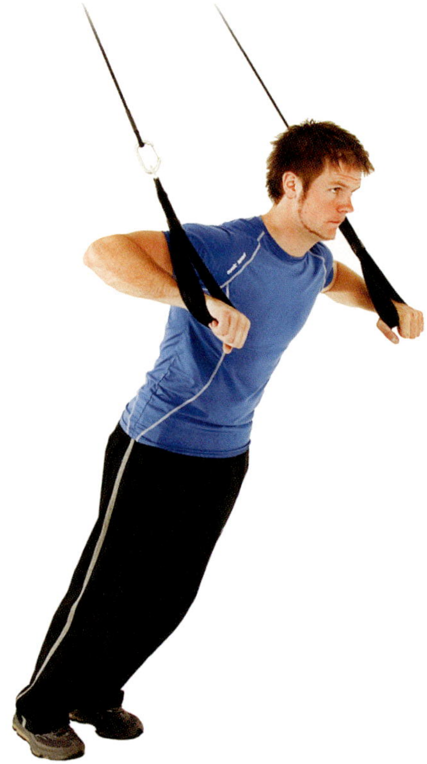

Drücken Sie sich wieder in die Ausgangsposition zurück. Konzentrieren Sie sich während der Übung darauf, die Schlingen so ruhig wie möglich zu halten.

Experten-Tipp:
Der häufigste Fehler ist es, zu tief zu gehen, sodass die Ellbogen hinter den Oberkörper ziehen. Stoppen Sie, wenn Ihre Ellbogen in einer Linie mit Ihren Schultern stehen. Ziehen Sie die Schlingen länger, sodass Sie eher horizontal arbeiten müssen, wenn die Übung zu einfach wird.

Übersicht: Schlingentraining

AUSFALLSCHRITT MIT FLYS

30 WIEDERHOLUNGEN ×2 SÄTZE

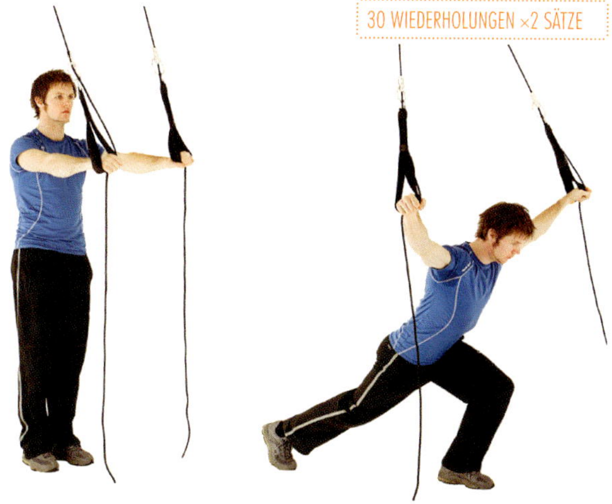

STEHENDER SUPERMAN

15 WIEDERHOLUNGEN ×2 SÄTZE

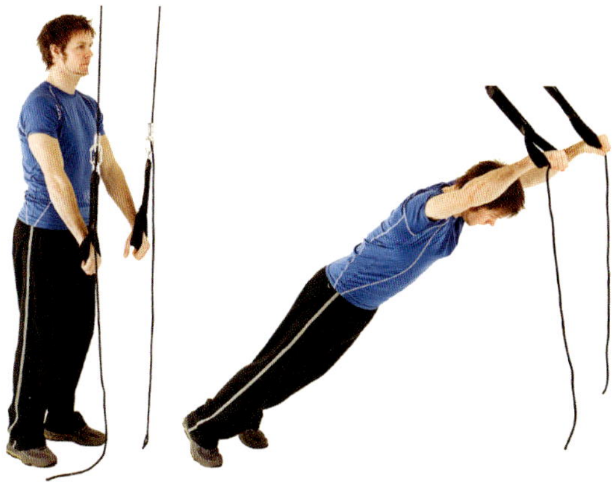

LIEGENDES KÖRPERSTEMMEN

15 WIEDERHOLUNGEN ×2 SÄTZE

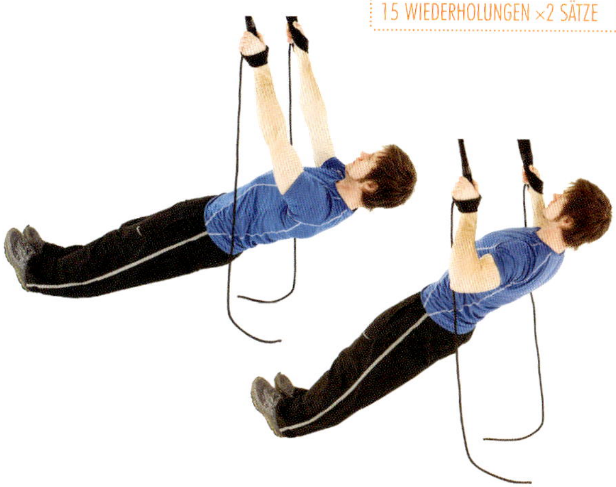

SCHRÄGE LIEGESTÜTZE

15 WIEDERHOLUNGEN ×2 SÄTZE

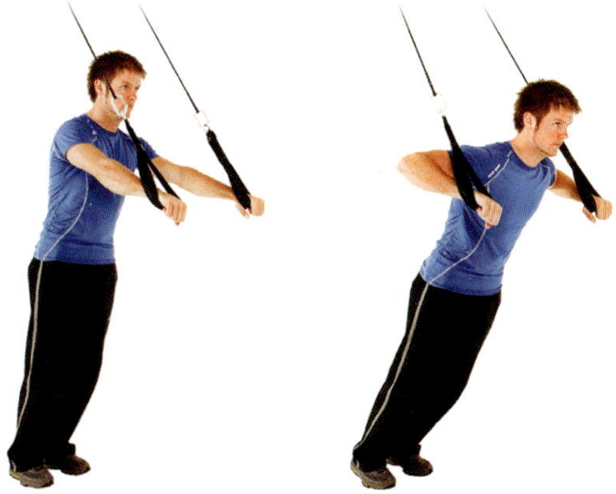

Kniebeugen mit Armheben

15 WIEDERHOLUNGEN ×2 SÄTZE

Diese Übung funktioniert am besten mit einem Besenstiel oder einer leichten Hantel, kann aber auch ohne erfolgen. Beginnen Sie stehend mit einer Schulterbreite Abstand zwischen Ihren Füßen. Lassen Sie Ihre Zehen leicht zur Seite zeigen und Ihr Gewicht mitten unter der Fußsohle ruhen. Spannen Sie Ihren Bauch an und heben Sie die Stange über den Kopf.

Beugen Sie Ihre Knie und Hüften stark, während Sie weiterhin die Stange über dem Kopf halten. Verlagern Sie nach und nach Ihr Gewicht nach hinten auf die Fersen, wenn Sie sich krümmen (als würden Sie sich auf einen unsichtbaren Hocker setzen). Halten Sie Ihre Knie so gerade wie möglich über die Zehen während der ganzen Übung.

Drücken Sie Ihre Fersen in den Boden, um wieder in den Stand zu kommen.

Wiederholen Sie die Übung fünfzehn Mal, bevor Sie eine kurze Pause machen.

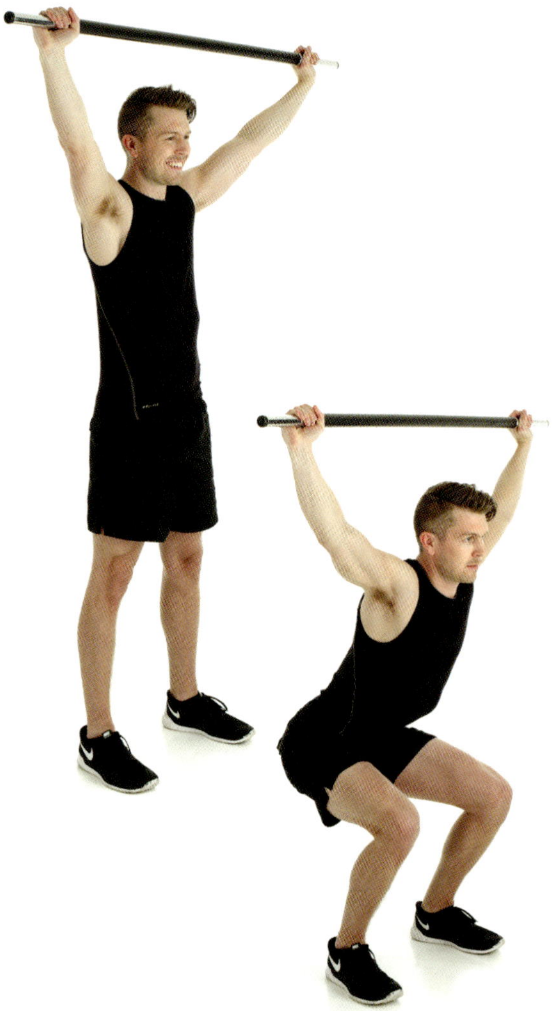

Experten-Tipp:
Halten Sie Ihren Rücken während der gesamten Übung in der gleichen Position. Verwenden Sie Ihren Bauch aktiv, um dem Bedürfnis entgegenzuwirken, den Rücken zu krümmen. Wenn die Übung zu einfach wird, kann man sie mit schweren Hanteln durchführen.

Latzug

15 WIEDERHOLUNGEN ×2 SÄTZEN

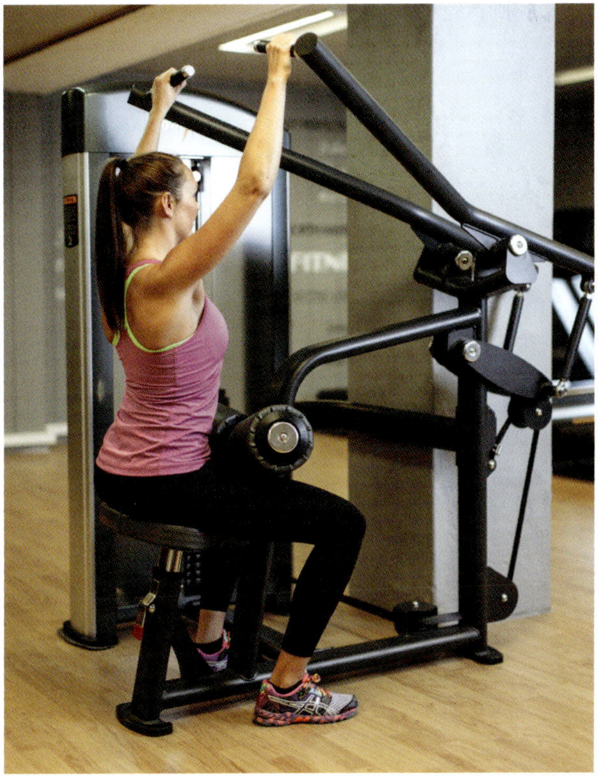

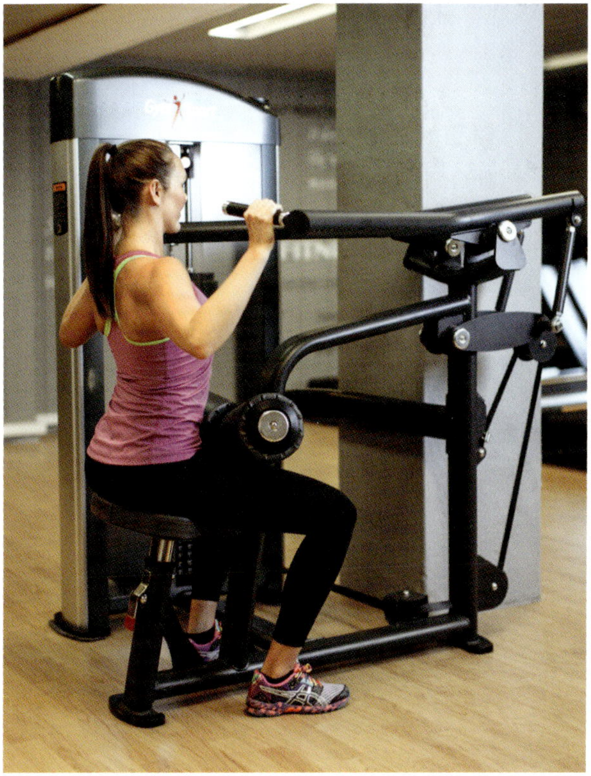

Greifen Sie die Stange fest, fünf bis zehn Zentimeter breiter als schulterbreit. Ziehen Sie die Stange vor sich nach unten.

Stoppen Sie den Latzug, wenn die Stange auf Kinnhöhe ist. Strecken Sie die Arme wieder kontrolliert aus. Vermeiden Sie die vollständige Entspannung der Schultern zwischen jeder Wiederholung, sondern halten Sie stattdessen die Aktivität der Arme während der ganzen Übung aufrecht.

Experten-Tipp:
Setzen Sie Ihre Bauchmuskeln aktiv ein und halten Sie den Rücken in der Mittelposition. Vermeiden Sie, Ihren Rücken zu verdrehen, wenn die Anspannung steigt.

Kabelzug

15 WIEDERHOLUNGEN ×2 SÄTZE

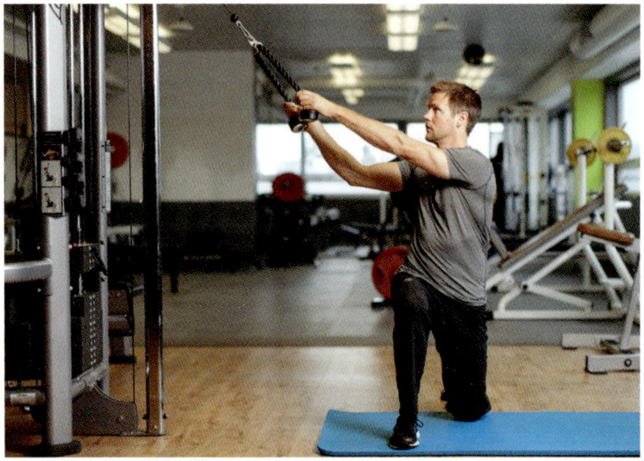

Beginnen Sie mit einem leichten Gewicht an der Kabelmaschine. Befestigen Sie ein Seil oder eine kurze Stange am Kabel und stellen Sie alles so hoch wie möglich ein. Knien Sie mit einem Bein auf dem Boden und dem anderen Bein nach vorn gerichtet. Das vordere Bein soll nah am Kabel sein. Der Kabelzug sollte idealerweise 45 Grad nach oben gerichtet sein. Halten Sie den Griff mit ausgestreckten Armen und drehen Sie den Oberkörper zum Kabel. Die Hüften zeigen weiterhin nach vorn. Sie befinden sich jetzt in der Ausgangsposition.

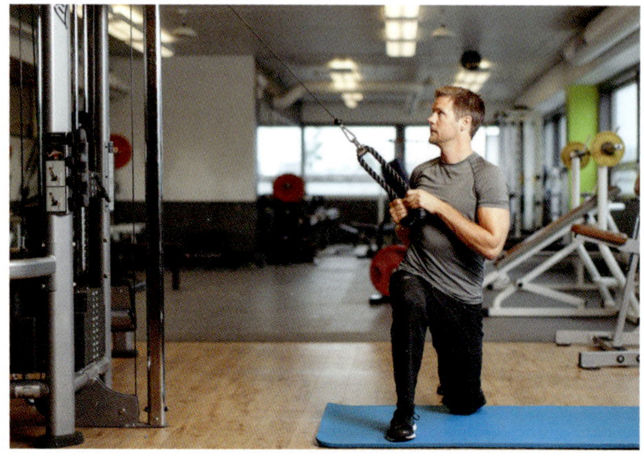

Ziehen Sie das Kabel zu sich.

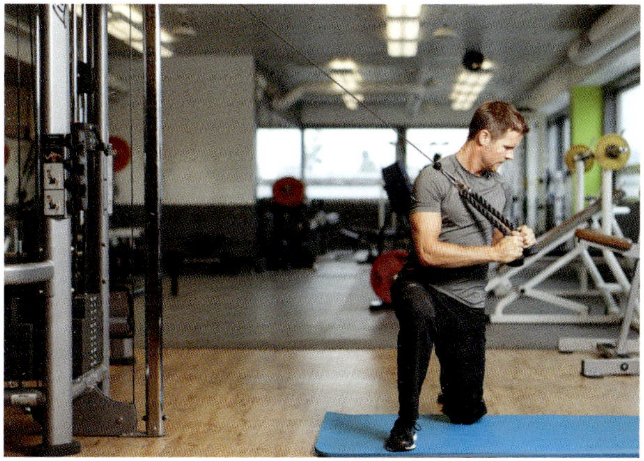

Drehen Sie Ihren Oberkörper herum, sodass Sie mit dem Rücken zur Maschine stehen.

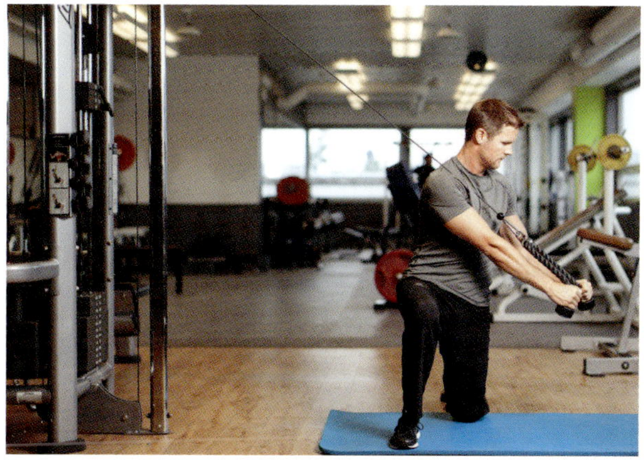

Drücken Sie das Kabel schräg nach unten in Richtung Boden. Kehren Sie ruhig zur Ausgangsposition zurück und wiederholen alles.

Folgen Sie Ihren Händen mit Ihrem Blick und halten Sie Ihre Hüften so ruhig wie möglich während der gesamten Übung.

Experten-Tipp:
Starten Sie mit einem Vergleich, wie viele Wiederholungen Sie bei einem steten Gewicht schaffen. Das Ziel ist es, auf beiden Seiten gleich stark zu sein. Trainieren Sie auf der Seite, die schwach ist, um Unterschiede auszugleichen.

Lift

15 WIEDERHOLUNGEN ×2 SÄTZE

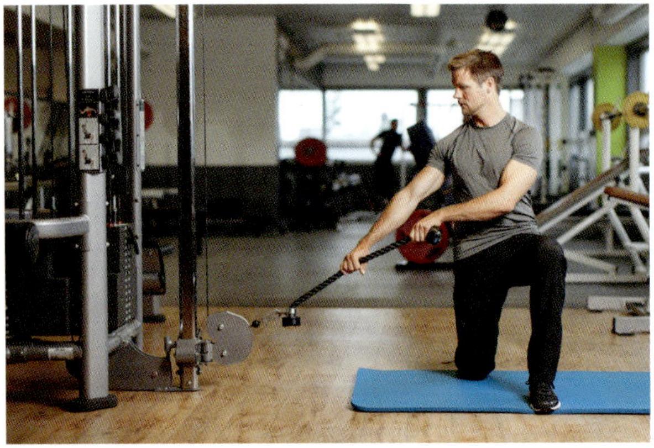

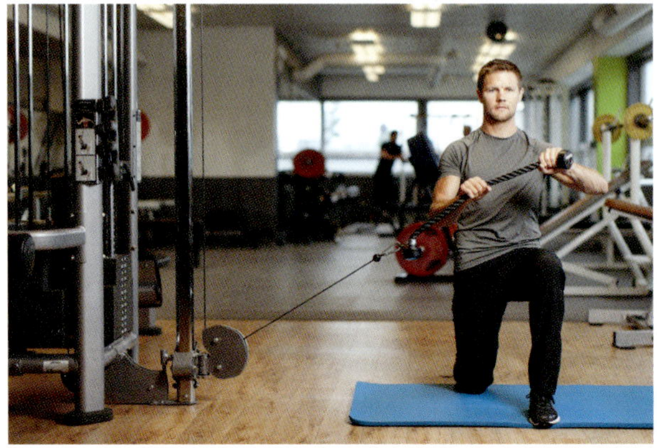

Beginnen Sie mit einem leichten Gewicht an der Kabelmaschine. Befestigen Sie ein Seil oder eine kurze Stange am Kabel und stellen Sie alles so niedrig wie möglich ein. Knien Sie mit einem Bein auf dem Boden und dem anderen Bein nach vorn gerichtet. Das vordere Bein soll parallel zur Maschine stehen.

Der Kabelzug sollte idealerweise 30 Grad nach oben gerichtet sein. Halten Sie den Griff mit ausgestreckten Armen und drehen Sie den Oberkörper zum Kabel. Die Hüften zeigen weiterhin nach vorn. Sie befinden sich jetzt in der Ausgangsposition.

Konzentrieren Sie sich darauf, den Rücken in der Mittelposition zu halten, während Sie das Kabel zu sich ziehen und Sie den Oberkörper so herumdrehen, dass Sie mit dem Rücken zur Maschine stehen.

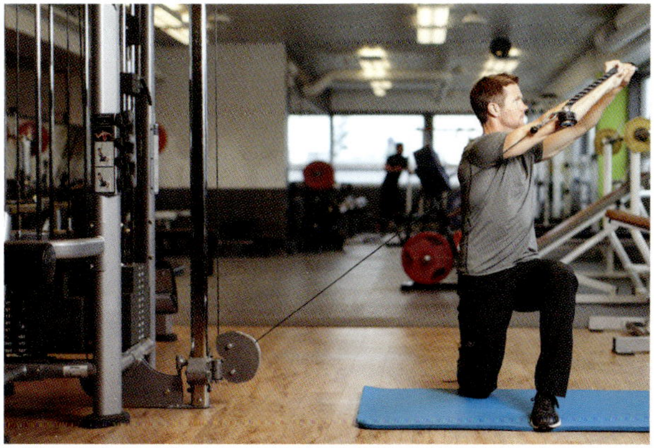

Drücken Sie das Kabel schräg nach oben zur Decke. Kehren Sie ruhig zur Ausgangsposition zurück und wiederholen alles.

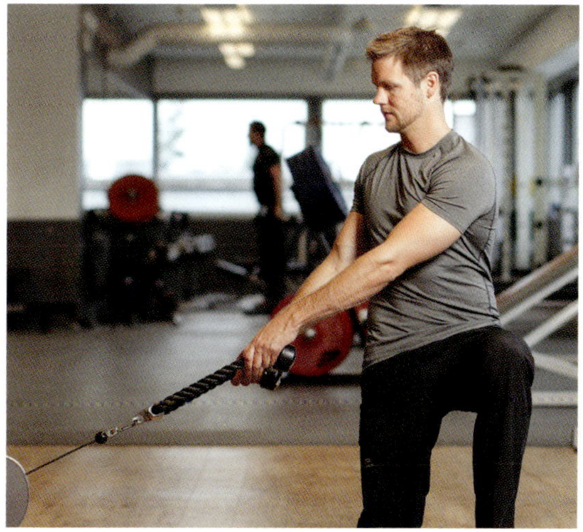

Experten-Tipp:
Sie können die Übung variieren, indem Sie das Seil an beiden Enden halten. Die Übung beginnt mit einer Ruhephase für die Schultern und ist deshalb weniger fordernd für die Schultern. Folgen Sie Ihren Hände mit Ihrem Blick. Stellen Sie sich vor, dass Ihre Hüften so ruhig wie möglich sein sollen.

Übersicht: Krafttraining

KNIEBEUGEN MIT ARMHEBEN

15 WIEDERHOLUNGEN ×2 SÄTZE

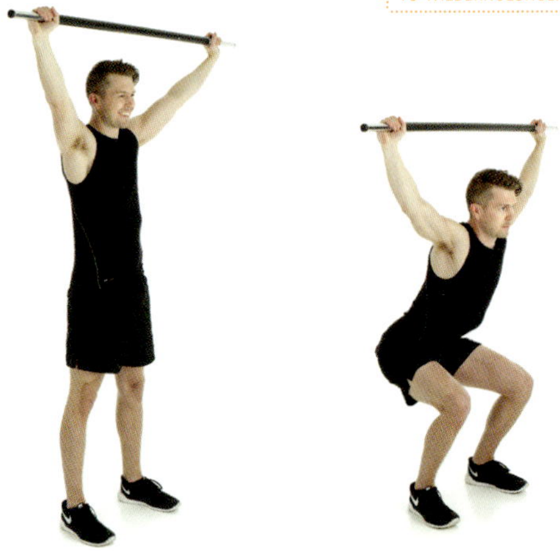

LATZUG

15 WIEDERHOLUNGEN ×2 SÄTZE

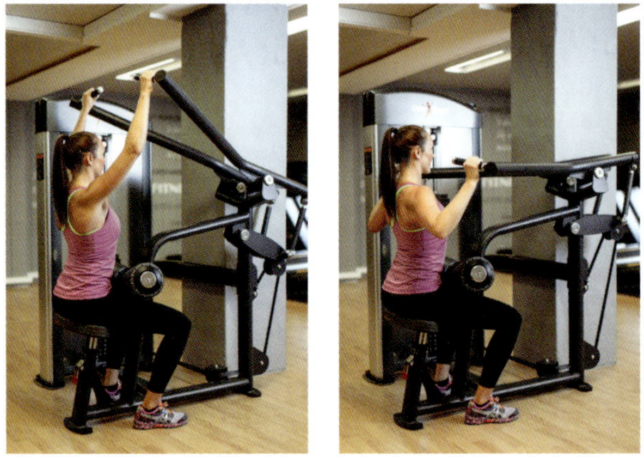

KABELZUG

15 WIEDERHOLUNGEN ×2 SÄTZE

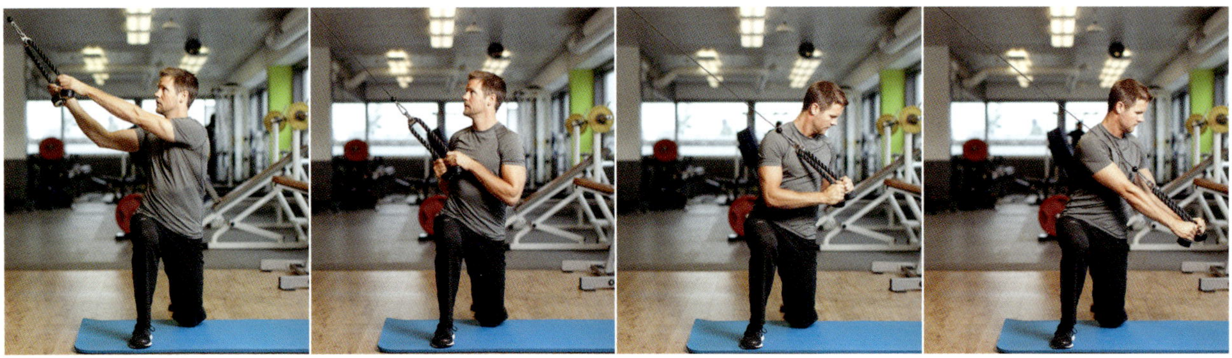

LIFT

15 WIEDERHOLUNGEN ×2 SÄTZE

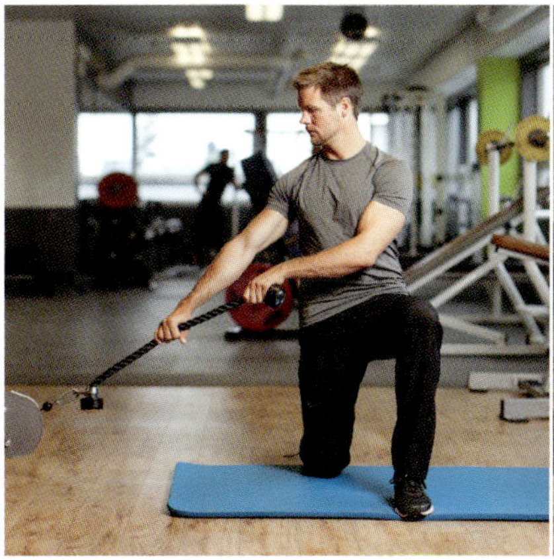
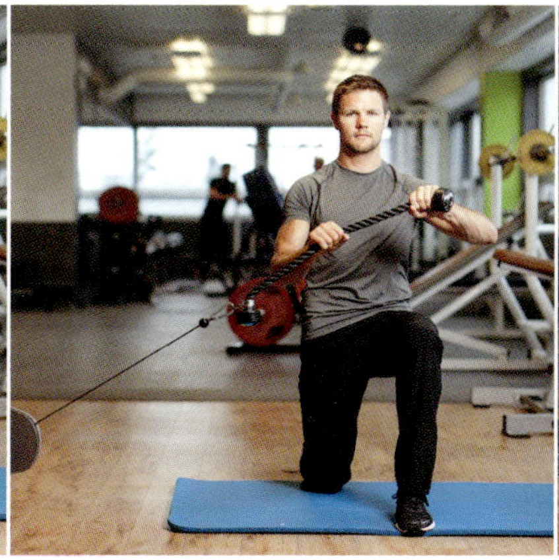
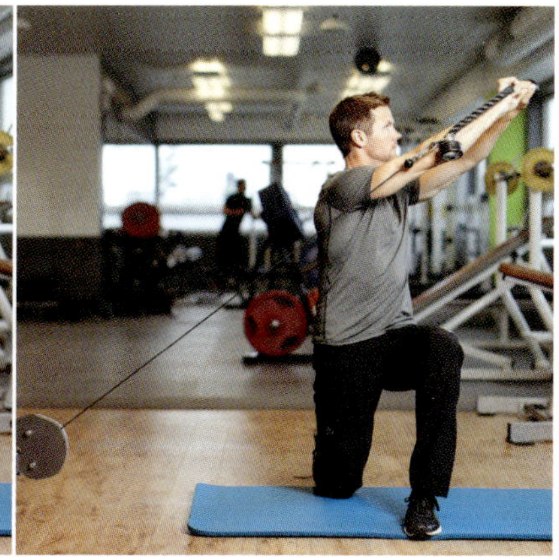

Sport

In diesem Kapitel haben wir präventive Übungen für die schulterintensivsten Sportarten zusammengestellt. Experten für Wurfsportarten, Skifahren und Klettern verraten Ihnen ihre besten Tipps.

SPORT 1

SCHULTERTRAINING FÜR SKIFAHRER

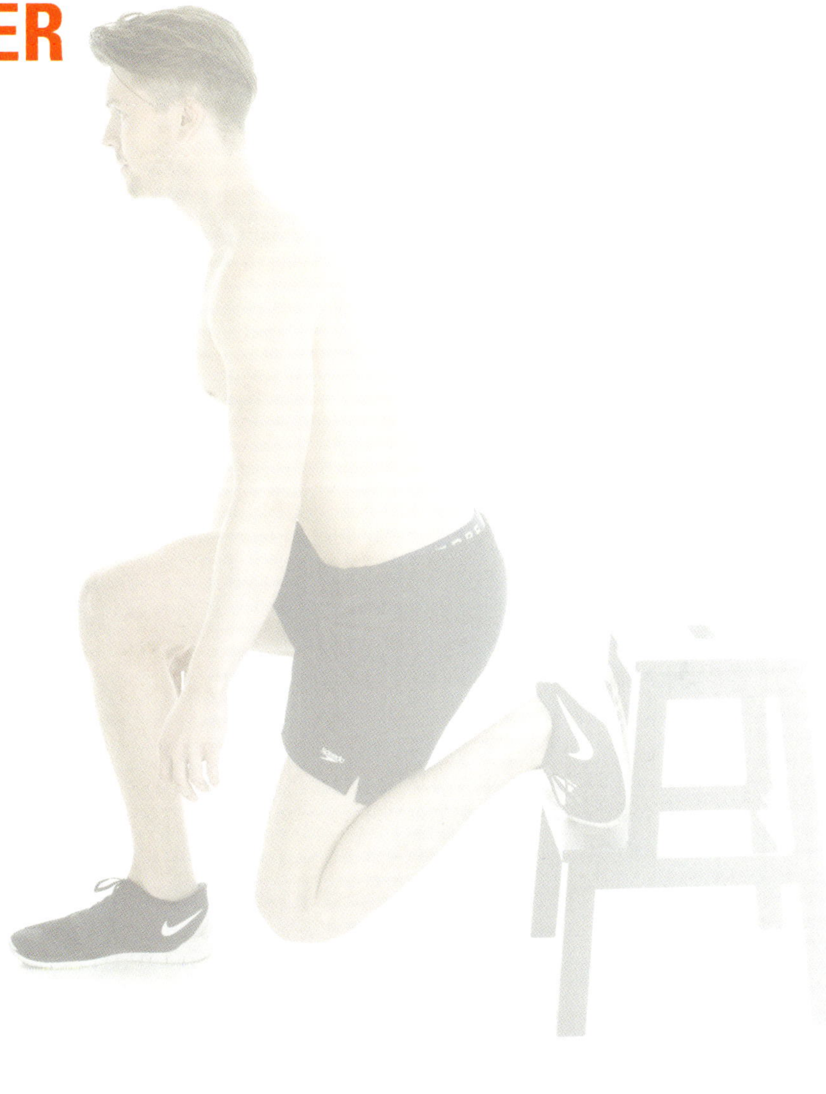

Gesunde Schultern auf der Langlaufloipe

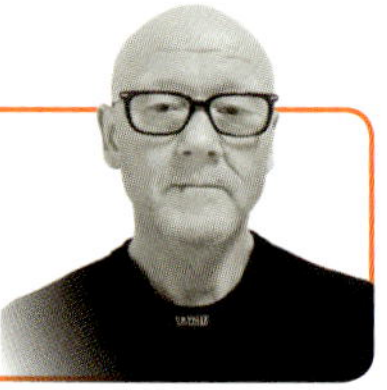

Jonny Aftret ist Manualtherapeut und arbeitet sowohl mit Freizeitsportlern, als auch mit der Nationalmannschaft. Er fährt schon sein ganzes Leben Langlauf.

Eine gute Grundlage für gesunde, schmerzfreie Schultern beim Langlaufen ist ein ausgeprägtes Bewusstsein für den eigenen Körper. Beginnen Sie damit, eine Stilanalyse von Profis zu machen, wenn Sie das nächste Mal einem Langläufer im Fernsehen zusehen. Beachten Sie, wie gut die weltbesten Langläufer ihre Wirbelsäule in ihrer normalen Krümmung halten. Sie bewegen sie kaum, selbst wenn sie die Hüften und Arme mitnehmen. So vermeiden Sie ein Hohlkreuz oder eingesunkene Schulterbögen.

Experten haben erkannt, dass stabile Rücken und Becken sowohl Rücken- als auch Schulterschmerzen verhindern, auch wenn die Hüften in Bewegung sind. Denken Sie an die Teile des Körpers, die bei einem normalen Armzug bewegt werden. Es ist nicht ungewöhnlich, dass ein Großteil der Vorwärtsbewegung, die in der Hüfte ausgeführt werden sollte, eher im Rücken passiert. Beim Einsatz von Stöcken ist es deshalb wichtig, dass die Bewegung aus der Hüfte kommt und Sie eine gute Hüftstellung erreichen.

Beugen Sie Ihren Rücken zu weit nach vorn, nehmen Sie eine gekrümmte Haltung ein, die Probleme für den Rücken und somit verspannte Schultern verursacht. Auf der nächsten Seite sehen Sie eine gute Hüftbewegung mit geradem Rücken.

Skifahrer, die zusätzlich viel sitzen, neigen eher zu einer zusammengefallenen Körperhaltung. Das ist sowohl für den Rücken als auch für die Schultern ungünstig. Kurz gesagt: Ein falscher Stockeinsatz zusammen mit langen Sitztätigkeiten erhöhen das Risiko von Rücken- und Schulterschmerzen.

Der Latissimus dorsi, der breite Rückenmuskel, ist einer der stärksten Muskeln im Körper. Es kann daher andere Muskeln „überlagern", wenn er zu aktiv wird. Bei Skifahrern, die dazu neigen, Ihren Rücken beim Stockeinsatz zu sehr zu beugen, kann man eine Verkürzung dieses Muskels erkennen.

Ein verkürzter Latissimus kann eine gekrümmte Haltung im oberen Teil des Rückens und eine innere Drehung des Oberarms hervorrufen. Diese Veränderungen begünstigen Verspannungen der Schulter. Es ist daher eine gute Idee, diesen Muskel nach dem Training mit der Übung „Dynamischer Armzug" auf Seite 146 zu dehnen.

Die Gesäßmuskulatur spielt ebenfalls eine wichtige Rolle beim Langlauf. Fehlende Aktivität der Gesäßmuskeln führt zu kompensierenden Bewegungen im unteren und oberen Rücken.

Ebenso kann eine fehlende Anspannung der Gesäßmuskulatur beim Skiwandern eine übertriebene Anspannung der brusthohen Rückenmuskeln hervorrufen. Dies ist weder für den Brustrücken, für die Schultern, noch für eine solide Atembewegung von Vorteil. Kurzum: Gute Gesäßmuskeln verhindern sowohl Rücken- als auch Schulterbeschwerden langfristig.

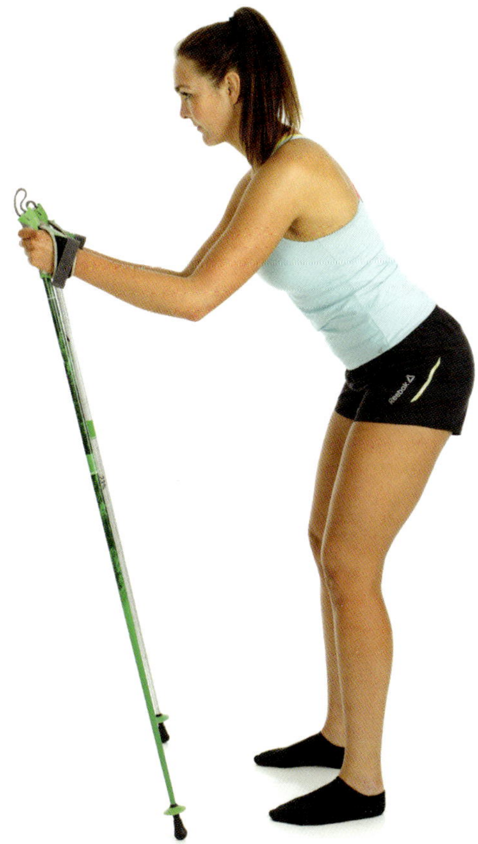

Beim Stockeinsatz ist es wichtig, dass die Bewegung aus der Hüfte kommt und Sie eine gute Hüftstellung erreichen. Ihr Rücken sollte gerade sein.

Einbeinige Kniebeuge

20 WIEDERHOLUNGEN ×2 SÄTZE

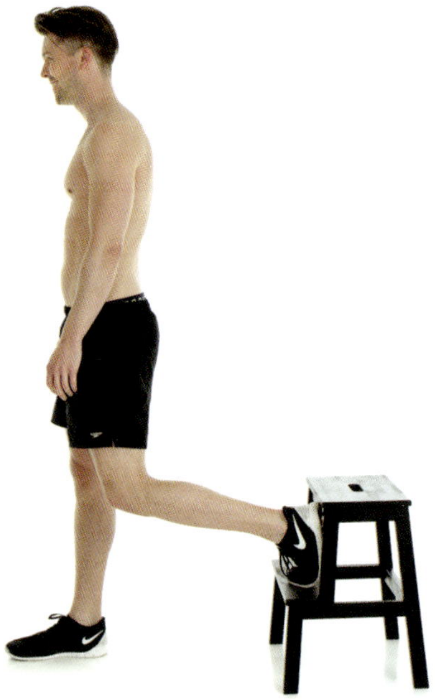

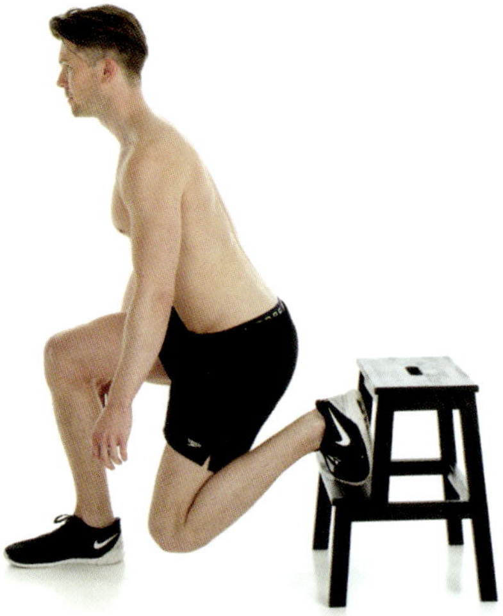

Positionieren Sie Ihren linken Fuß auf einen Hocker hinter sich und Ihren rechten Fuß auf den Boden vor sich. Halten Sie einen schrittbreiten Abstand zwischen dem Hocker und Ihrem rechten Fuß. Während das Gewicht vorn auf dem rechten Bein liegt, beugen Sie Ihre Knie und Ihre Hüfte tief.

Halten Sie während der gesamten Übung das rechte Knie in einer Linie mit dem rechten Fuß. Halten Sie an, kurz bevor das linke Knie den Boden berührt. Drücken Sie sich mit dem rechten Fuß ab, um wieder in den Stand zu gelangen. Nach 20 Wiederholungen wird das Bein gewechselt.

Experten-Tipp:
Durch das Training von Kontrolle und Kraft rund um die Hüfte werden auch bessere Arbeitsbedingungen für die Schultern geschaffen. Sie müssen mit den Armen nicht mehr kompensieren, wenn Sie beim Langlaufen aus dem Gleichgewicht kommen. Wenn Sie die Übung sehr kontrolliert ausführen, können Sie die Schwierigkeit mit Hanteln erhöhen.

Stehendes Y-Heben

20 WIEDERHOLUNGEN ×2 SÄTZE

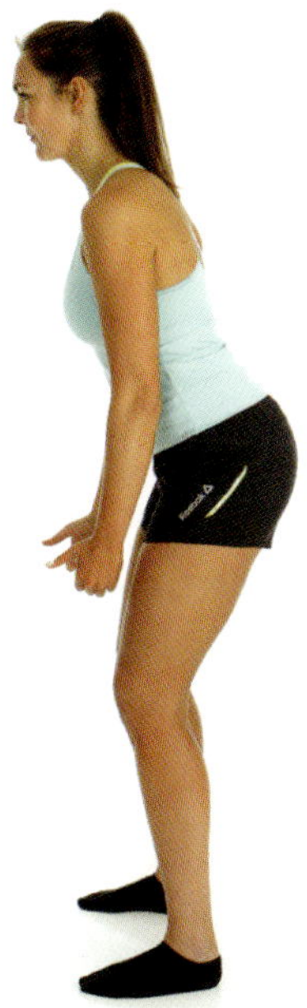

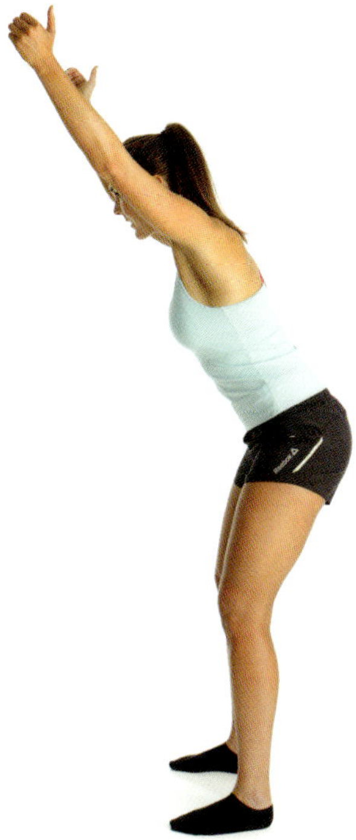

Stehen Sie leicht nach vorn gebeugt. Ihre Arme sind an den Seiten, die Daumen zeigen nach vorn und der Rücken ist in der Mittelposition. Dies ist die Ausgangsposition für die Übung. Heben Sie die Arme ruhig nach vorn und oben in Richtung Decke. Halten Sie an, wenn Ihre Arme gerade über Ihrem Kopf sind.

Senken Sie Ihre Arme ruhig in die Ausgangsposition ab. Nach fünf Wiederholungen können Sie das Tempo der Bewegung erhöhen. Ziel ist es, die Arme so schnell wie möglich anzuheben. Stoppen Sie Ihre Arme abrupt und sofort ab, wenn sie über Ihrem Kopf sind.

Experten-Tipp:
Verhindern Sie, dass Ihr Rücken zu sehr schwankt, wenn Sie Ihre Arme heben. Halten Sie Ihren Rücken während der gesamten Übung in der gleichen Position.

Dynamischer Armzug

20 WIEDERHOLUNGEN ×2 SÄTZE

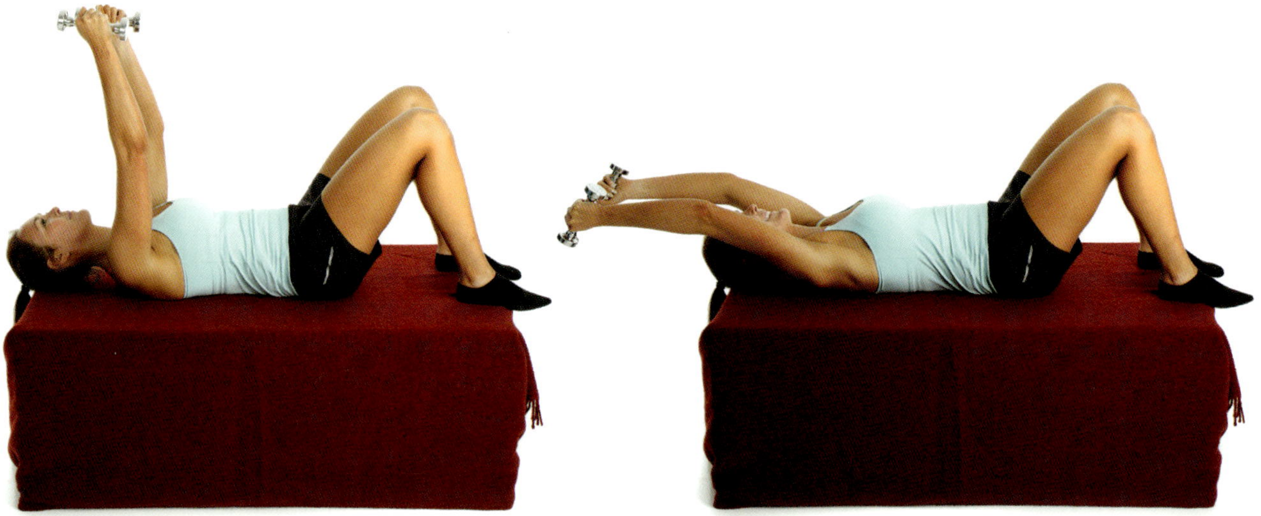

Legen Sie sich auf den Rücken auf eine Bank, die Arme zeigen in Richtung Decke und halten Sie ein paar leichte Gewichte (1 bis 5 kg) in Ihren Händen. Dies ist die Ausgangsposition für die Übung. Senken Sie Ihre Hände zu sich, bis sie neben Ihrem Kopf sind. Der Rücken bleibt während der gesamten Bewegung unbewegt. Heben Sie die Arme ruhig in die Ausgangsposition zurück. Nach fünf Wiederholungen können Sie das Tempo der Bewegung erhöhen. Lassen Sie Ihre Arme schnell nach unten kommen und dann schwingen Sie sie zurück von der Position, aus der Sie sie über den Kopf gestreckt haben.

Experten-Tipp:
Erhöhen Sie das Tempo der Übung schrittweise. Machen Sie die Übung nie schneller, als Sie Ihre Schultern angemessen kontrollieren können. Plyometrisches Training ist eine Form des Trainings, bei der der Körper zuerst exzentrisch angespannt wird und dann explosionsartig eine Wendebewegung macht. Durch das exzentrische Training wird der Muskel sowohl gedehnt als auch gestärkt. Beim explosiven Training beanspruchen Sie mehrere Muskelfasern und durchleben so ein effektiveres Training.

Übersicht: Schultertraining für Langläufer

EINBEINIGE KNIEBEUGE

20 WIEDERHOLUNGEN ×2 SÄTZE

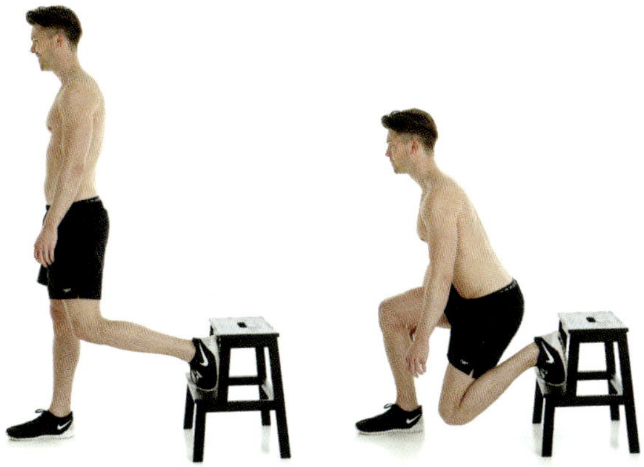

STEHENDES Y-HEBEN

20 WIEDERHOLUNGEN ×2 SÄTZE

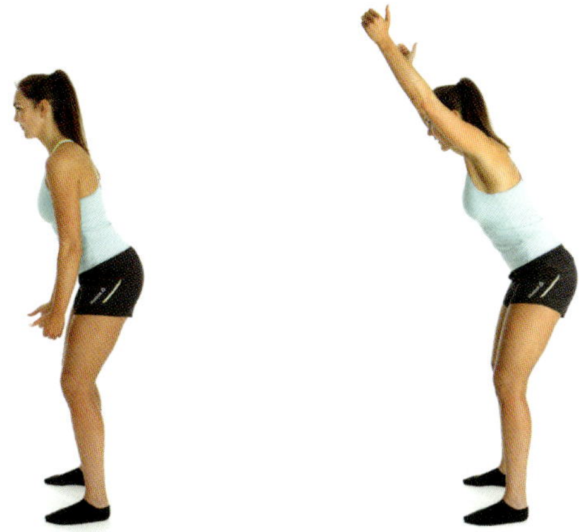

DYNAMISCHER ARMZUG

20 WIEDERHOLUNGEN ×2 SÄTZE

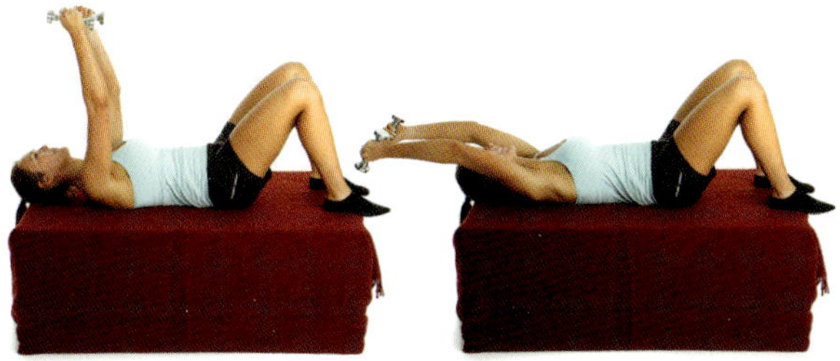

SPORT 2

SCHULTERTRAINING FÜR KLETTERER

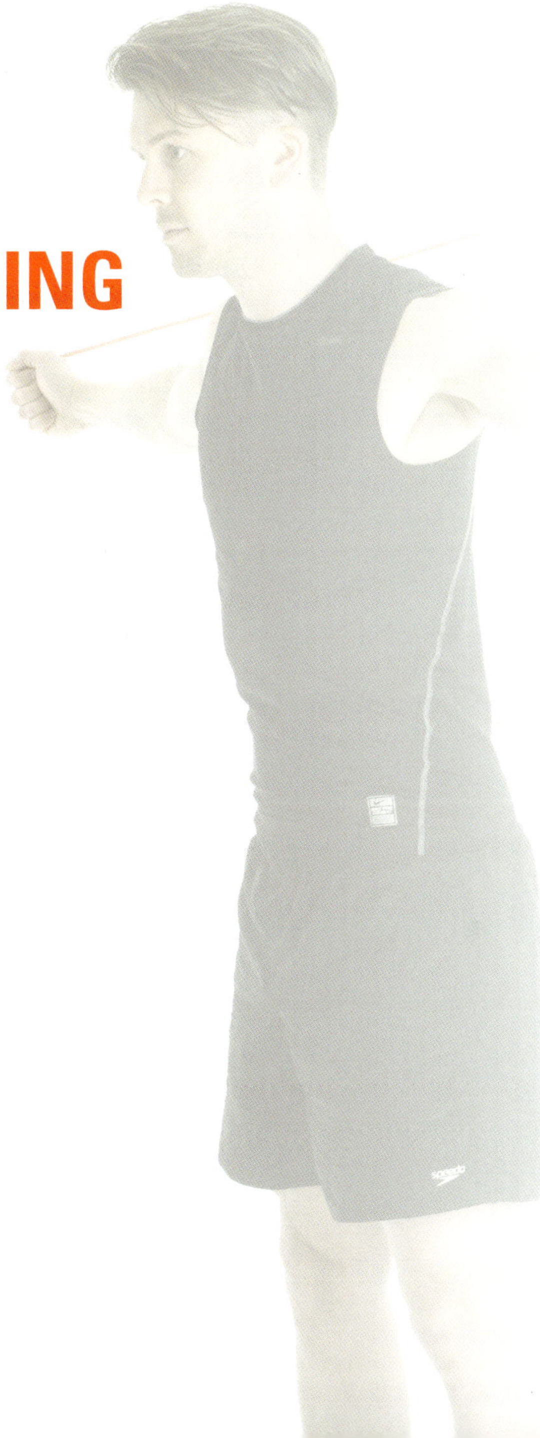

Klettern und Schulterprobleme

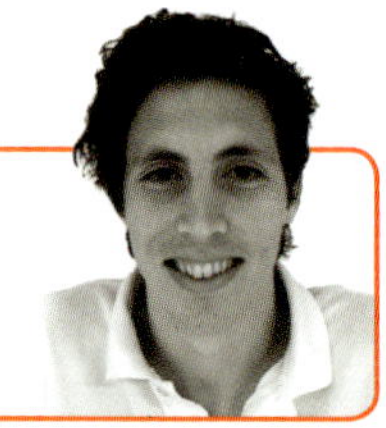

Stian Christoph ist einer der führenden Kletterern Norwegens und war Trainer des norwegischen Kletterteams. Er ist Physiotherapeut und arbeitet momentan in der Apexklinikk in Oslo.

Klettern ist eine Sportart, bei der es leicht zu Schulterbeschwerden kommen kann. Sie können akut durch eine heftige Bewegung oder schleichend mit der Zeit auftreten. Hier sind meine besten Ratschläge, um die Schultern beim Klettern gesund zu halten.

Allmähliche Steigerung

Schulterschmerzen entstehen oft, wenn Sie Ihre Gelenke und Muskeln schwereren Lasten aussetzen, als sie es gewohnt sind. Wenn Sie plötzlich die Anzahl der Trainingsstunden erhöhen, wird der Körper sich melden. Um schmerzende Schultern zu vermeiden, sollten Sie die Belastungen also schrittweise erhöhen.

Belastungskontrolle

Denken Sie darüber nach, wie viel und wie oft Sie klettern. Klettern und Bouldern sind körperlich anstrengend und die Anforderungen wachsen mit steigendem Schwierigkeitsgrad. Jede Bewegung stellt hohe Anforderungen an Ihre Muskeln, Sehnen, Knochen und Gelenke. Auch, wenn Sie sich nicht gleich erschöpft wie nach dem Training mit Gewichten oder einer langen Joggingtour fühlen, braucht Ihr Körper Zeit, um sich zu regenerieren. Wenn Sie mehrere Tage hintereinander klettern, sollten Sie Wandwinkel, Intensität und Grifftechniken variieren.

Aktive Arme

Eine gute Technik zur Vermeidung oder zur Auflösung von Schulterschmerzen ist das Hängen auf aktiven Armen. Das bedeutet, dass Sie immer ein wenig Spannung in den Schultern und Ellenbogen beibehalten, wenn Sie an einer Wand hängen. Dies stimuliert die Muskeln des Schultergelenks stärker, sich selbst zu stabilisieren, und zusätzlich wird es einfacher, die Kraft effektiv in den Körper zu übertragen, während Sie klettern.

Trainieren Sie entgegengesetzte Bewegungen

Wenn Sie klettern, verwenden Sie vor allem Muskeln, die die Schultern nach vorne ziehen und die Arme nach innen rotieren lassen. Je mehr man klettert, desto öfter sollten entgegengesetzte Bewegungsmuster trainiert werden, um die Muskelgruppen zu stärken, die beim Klettern selbst weniger stimuliert werden.

Die Übungen „Verkehrte Flys“ und „Stehende Schrägstreckung“ aus dem beiliegenden Programm sind gute Beispiele für solche Übungen.

Akute Schulterverletzungen vermeiden
Mit steilerem Gelände und zunehmender Schwierigkeit erhöht sich die körperliche Beanspruchung der Arme, der Schultern und des Oberkörpers. Eine besondere Herausforderung für die Schultern sind steile Klettergelände mit großen Griffdistanzen. Griffdistanzen bei Extremstellungen bedeuten schlechtere Arbeitsbedingungen für die Muskeln und die Gelenke können so anfälliger für Schäden werden. Man kann trainieren, diese Belastungen besser zu ertragen, daher ist es wichtig, Krafttraining im vollen Bewegungsbereich und mit allmählich zunehmenden Widerstand zu üben.

Geeignete Übungen für alle Kletterer
Auf der nächsten Seite finden Sie eine Vielzahl von Übungen, die für Schultern von Kletterern geeignet sind. Sie können sie sowohl zum Aufwärmen vor einer Klettereinheit, als auch für ein einfaches vorbeugendes Beweglichkeitstraining ausführen. Alle Übungen werden mit einem Seil durchgeführt, sind relativ leicht und habe viele Wiederholungen.

Klettern Sie viel, ist es empfehlenswert, einige Trainingseinheiten mit heftigem Krafttraining als Teil Ihrer Übungsroutine hinzuzufügen. Sie bieten die beste präventive Wirkung und machen Sie gleichzeitig zu einem noch stärkeren Kletterer.

Stehende Schrägstreckung

30 WIEDERHOLUNGEN ×3 SÄTZE

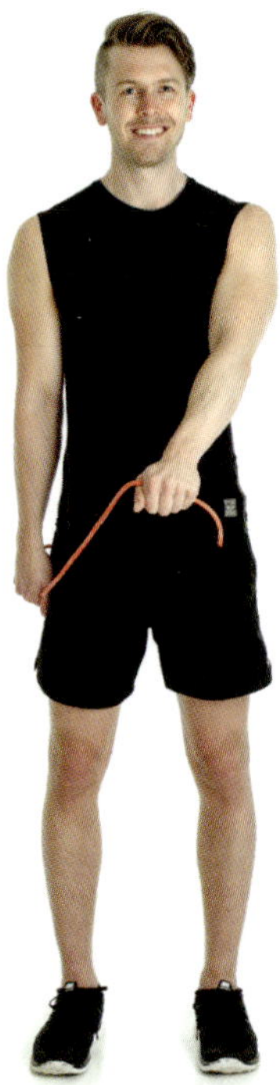

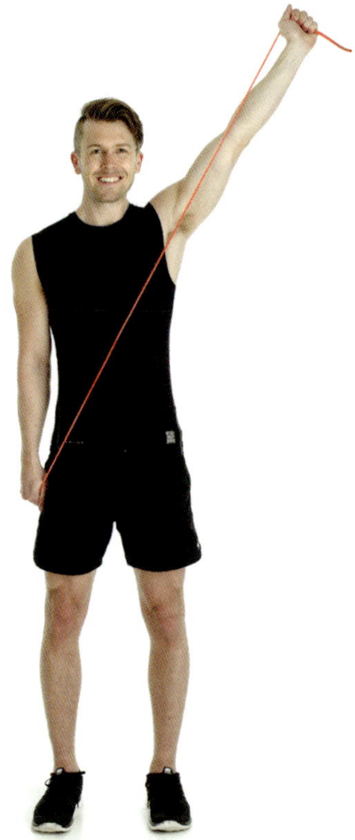

Halten Sie je ein Ende des elastischen Bandes in jeder Hand. Einen Arm halten Sie während der gesamten Übung seitlich an Ihrem Körper. Den anderen Arm halten Sie etwas ausgestreckt.

Heben Sie den vorderen Arm schräg seitlich nach oben. Halten Sie zwei Sekunden lang diese Position, bevor Sie den Arm zurück in die Ausgangsposition senken.

Halten Sie die Arme während der gesamten Übung gerade und führen Sie sie ruhig und kontrolliert durch.

Armzug

30 WIEDERHOLUNGEN ×3 SÄTZE

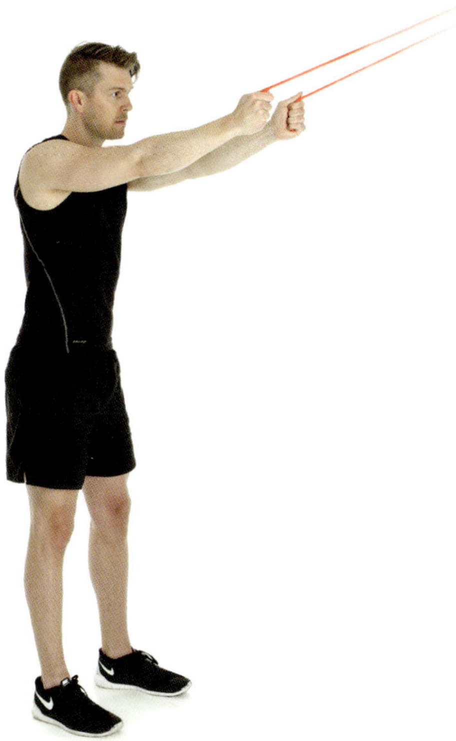

Befestigen Sie das Gummiband über Ihnen. Stehen Sie dem Gummiband zugewandt, mit den Händen vor sich und einem Ende des elastischen Bandes in jeder Hand. Die Arme zeigen in Richtung des elastischen Bandes. Stehen Sie in einem Abstand, der Sie einen gewissen Widerstand im elastischen Band spüren lässt.

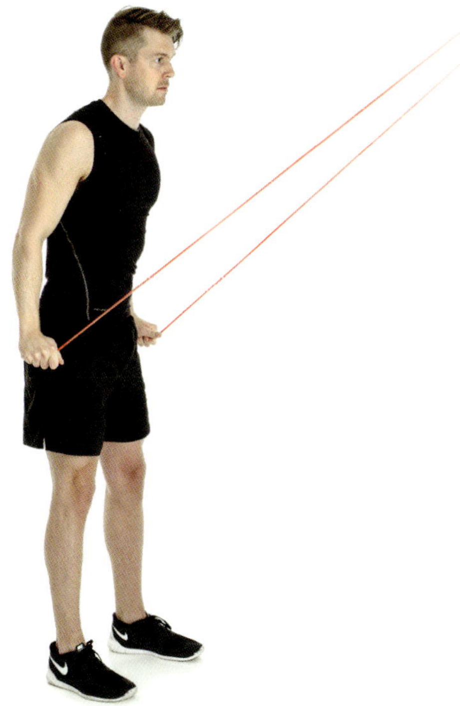

Ziehen Sie das Band mit gestreckten Armen nach unten und zurück. Stoppen Sie, wenn Ihre Arme an der Seite Ihres Körpers sind. Kehren Sie zur Ausgangsposition zurück. Wiederholen Sie die Übung.

Experten-Tipp:
Halten Sie den Rücken in der Mittelposition. Vermeiden Sie, Ihren Rücken zu verdrehen, wenn die Anspannung steigt.

Verkehrte Flys

30 WIEDERHOLUNGEN ×3 SÄTZE

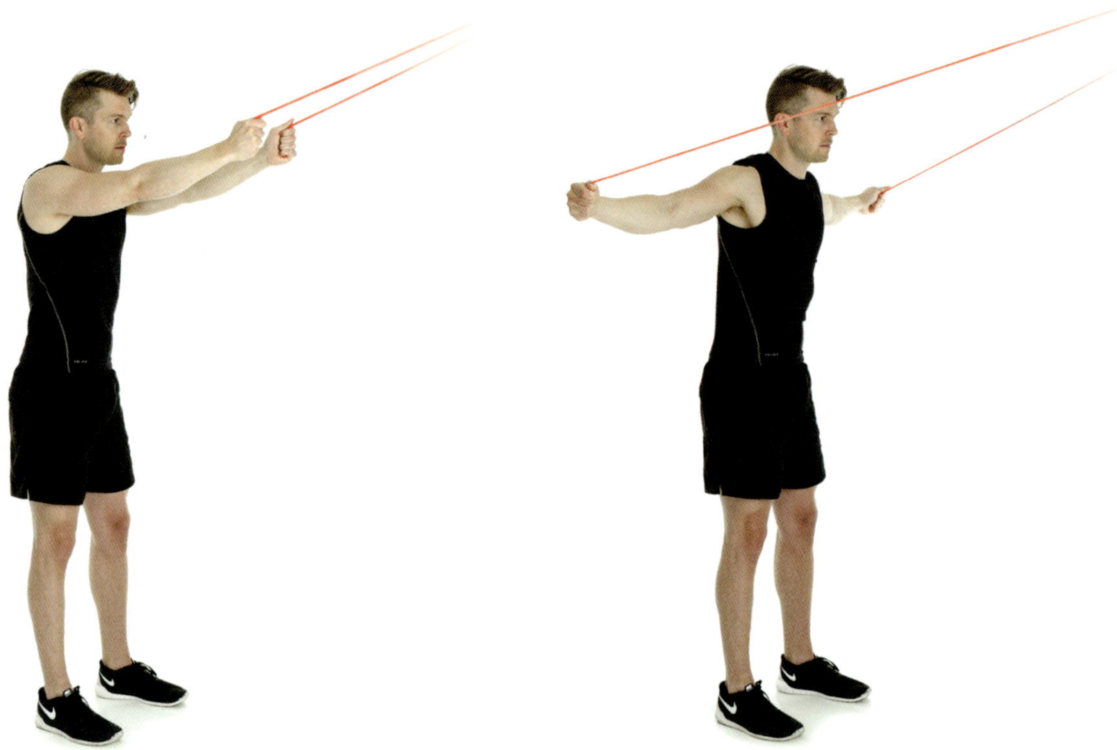

Befestigen Sie das Gummiband über Ihnen. Stehen Sie dem Gummiband zugewandt, mit den Händen vor sich und einem Ende des elastischen Bandes in jeder Hand. Die Arme zeigen in Richtung des elastischen Bandes. Stehen Sie in einem Abstand, der Sie einen gewissen Widerstand im elastischen Band spüren lässt.

Ziehen Sie Ihre Arme gerade zur Seite, bis sie in einer geraden Linie zueinander stehen. Führen Sie dann die Arme ruhig vor Ihren Körper.

Experten-Tipp:
Setzen Sie Ihre Bauchmuskeln aktiv ein und halten Sie den Rücken in der Mittelposition. Vermeiden Sie, Ihren Rücken zu verdrehen, wenn die Anspannung steigt.

Flys

30 WIEDERHOLUNGEN ×3 SÄTZE

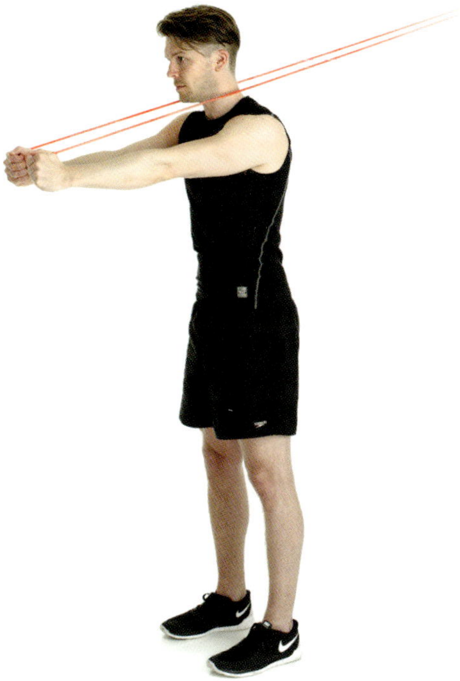

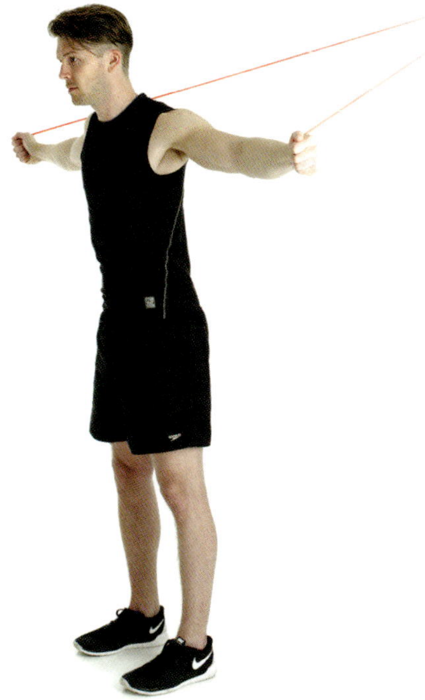

Befestigen Sie das Gummiband über Ihnen. Stehen Sie mit dem Rücken zum befestigen Band. Strecken Sie die Arme vor sich aus und machen Sie ein paar Schritte vorwärts, sodass das elastische Band gespannt ist.

Führen Sie Ihre Arme gerade an der Seite vorbei mit einer leichten Biegung in Ihrer Armbeuge, die Ellenbogen zeigen nach hinten. Halten Sie die Position für 3 Sekunden, bevor Sie die Arme vor Ihrem Körper aneinanderpressen. Führen Sie die Übung ruhig und kontrollicrt aus.

Übersicht: Schultertraining für Kletterer

STEHENDE SCHRÄGSTRECKUNG

30 WIEDERHOLUNGEN ×3 SÄTZE

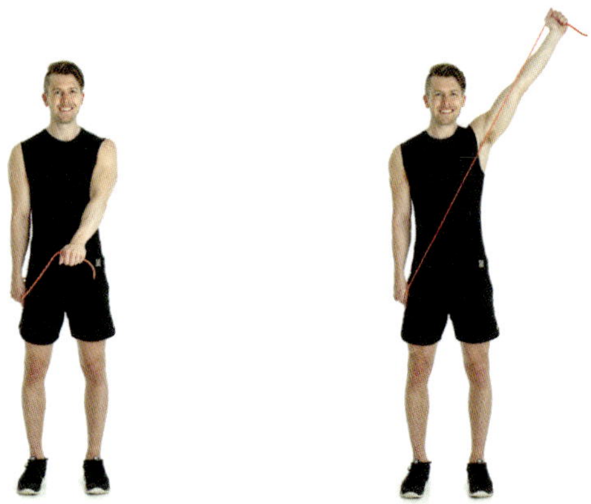

ARMZUG

30 WIEDERHOLUNGEN ×3 SÄTZE

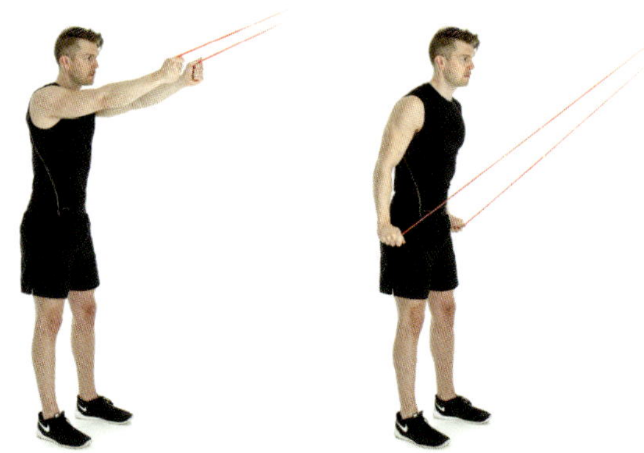

VERKEHRTE FLYS

30 WIEDERHOLUNGEN ×3 SÄTZE

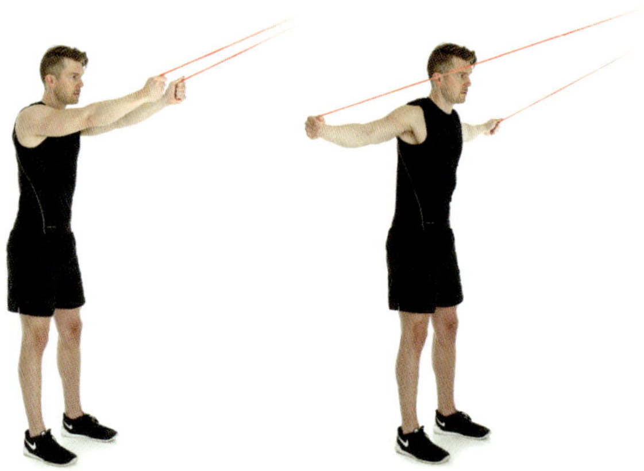

FLYS

30 WIEDERHOLUNGEN ×3 SÄTZE

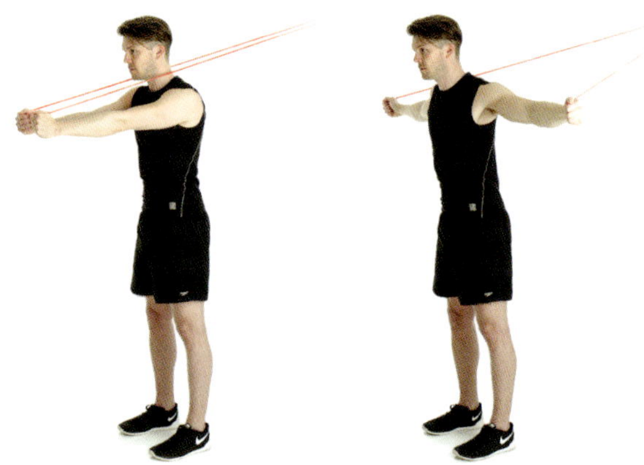

Gesunde Schultern beim Handball und anderen Wurfsportarten

Geschrieben in Zusammenarbeit mit den Physiotherapeuten Benjamin Clarsen und Stig Haugsbø Andersson. Beide arbeiten an der Norwegian School of Sport und mit Elite-Athleten bei „Olympiatoppen".

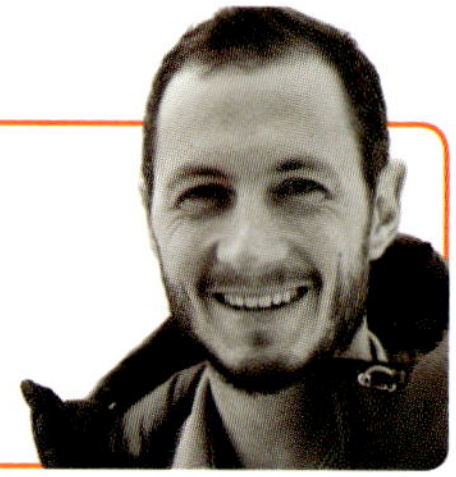

Eine Wurfsportart ist ein Sport, in dem Sie Ihren Arm benutzen, um etwas zu schlagen oder zu werfen. In Norwegen ist Handball der beliebteste Wurfsport. Vorbeugende Übungen sind jedoch auch nützlich für die, die Sportarten wie Volleyball, Tennis, Baseball und Speerwurf betreiben.

Herausforderungen als Wurfsportler

Ein Wurf, ein Schlag oder eine Angabe besteht aus drei Phasen: Die erste ist die Ladephase, in der der Arm nach hinten gedreht wird. Darauf folgt eine Wurfphase, in der der Arm schnell nach vorne gedreht wird. Am Ende folgt eine Bremsphase, in der der Arm abgestoppt wird.

Wenn Sie einen heftigen und schnellen Abwurf trainieren, erhöht sich natürlich die Wurfgeschwindigkeit in der Ladephase. Sie können den Arm weiter nach hinten drehen und haben somit mehr Zeit, die Kraft Ihres Wurfes in das Geschoss zu übertragen. Gleichzeitig werden die Muskeln stärker, die bremsen.

Im Laufe der Zeit könnte dies dazu führen, dass Sie sehr beweglich in der Außenrotation (Ladephase) und weniger beweglich in der Innenrotation (Bremsphase) der Schulter werden. Kurz gesagt werden Sie zu kräftig im hinteren Teil des Schultergelenks und zu beweglich im vorderen Teil des Schultergelenks.

Das Schultertraining für Wurfsportarten besteht aus drei Übungen, die die Schulterbeschwerden im Wurfsport zu verhindern helfen.

Die erste, „Dehnen der hinteren Schulter", erhöht die Beweglichkeit des hinteren Schulterteils.

Übung zwei, „Stehende Außenrotation" kräftigt die Bremsmuskeln und sorgt dafür, dass die Schulter heftigeren Würfen standhalten kann.

Die letzte Übung, „Superman in Schlingen", trainiert die Stabilität der Schulter, sodass Sie die Kontrolle in der Ladephase halten können.

Stärkere Würfe ohne die Schulter zu dehnen

Wenn Sie einen Ball werfen, ist es natürlich zu denken, dass der Arm und die Schulter bewirken, dass der Ball wegfliegt. Aber tatsächlich kommen weniger als 20% der Kraft aus der Schulter und dem Arm! Der Großteil der Energie wird aus dem Boden durch die Beine abgerufen, durch die Kernmuskulatur, die Schulter und schließlich den Ball, der geworfen wird. Auch, wenn Sie einen Wurf im Sprung machen, spannt sich der ganze Körper wie ein Bogen an, um die Kraft auf den Ball zu übertragen.

Um weiter oder fester zu werfen, muss man die gesamte Kette stärken - nicht nur Schultern und Arme. Wenn Sie mit Übungen trainieren, bei denen Kraft durch den Körper geführt wird, werden Sie bessere Würfe erzielen. Versuchen Sie, alle Übungen, bei denen man an einer Maschine sitzt oder auf dem Rücken liegt, durch solche zu ersetzen, bei denen man entweder aufrecht steht oder im Vierfüßlerstand ist.

Das Handball-Programm

Handball und Schulterbeschwerden hängen leider oft zusammen. Viele heftige Würfe, Ausgleichsbewegungen im Schussmoment und die generell hohe Belastung der Schulter haben schon zu vielen schmerzenden Schultern geführt. Es ist eine typische Verletzung, die viele Handballkarrieren auf Eis gelegt hat.

Daher waren es sehr gute Nachrichten, die im Jahr 2016 von der Sport-Trauma-Forschung an der Norwegischen Akademie für Sportwissenschaften in Oslo kamen. Die Forscher Stig Haugsbø Andersson, Roald Bahr, Benjamin Clarsen und Grethe Myklebust hatten ein präventives Schulterprogramm für Handballspieler erfunden, das wirklich funktionierte!

Das Programm dauert zehn Minuten und kann vorteilhaft in die Aufwärmroutine eingebaut werden. Für einen optimalen Nutzen sollten Sie das Programm mindestens drei Mal pro Woche absolvieren.

Die Übungen sind in drei verschiedene Programme unterteilt. Das erste Programm finden Sie ab Seite 166. Die letzten beiden Programme können Sie kostenlos herunterladen unter mentorverlag.de/friskskulder/extras.

Starten Sie in den ersten sechs Wochen mit dem ersten Programm, bevor Sie zum nächsten übergehen. Sobald Sie alle Übungen sechs Wochen lang gemacht haben, kehren Sie zum ersten Programm zurück und starten wieder von vorn.

Dehnen der hinteren Schulter

30 SEKUNDEN ×3 SÄTZE

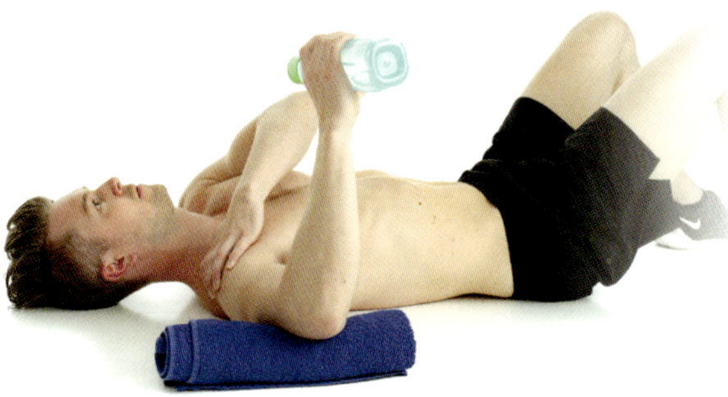

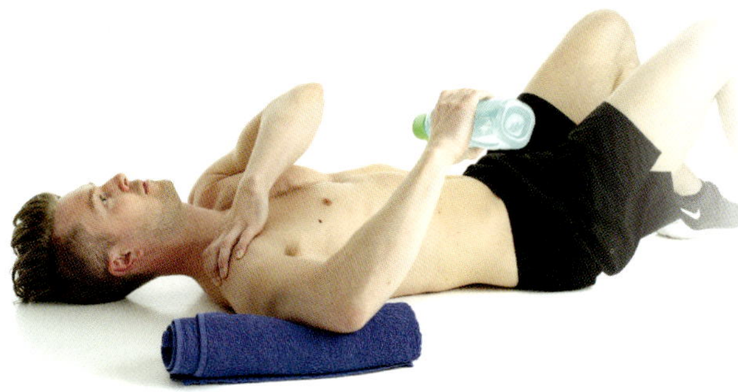

Diese Dehnung brauchen Sie nur mit dem Wurfarm auszuführen. Rollen Sie ein mittelgroßes Handtuch ein und füllen Sie eine Halbliterflasche mit Wasser. Liegen Sie auf dem Rücken mit dem Wurfarm auf Schulterhöhe zur Seite gestreckt. Legen Sie das Tuch unter den Arm, direkt über dem Ellbogen. Beugen Sie die Ellbogen auf 90 Grad, die Hand zeigt in Richtung Decke, während die Wasserflasche in der gleichen Hand liegt. Dies ist die Ausgangsposition.

Nutzen Sie den anderen Arm, um die Schulter zu unterstützen, die gedehnt wird. Drehen Sie die Handfläche nach unten zum Boden, sodass man eine Innenrotation der Schulter ausübt, und entspannen Sie dort. Das Gewicht der Flasche hilft Ihnen, Ihre Schulter zu dehnen. Halten Sie diese Position 30 Sekunden lang und wiederholen Sie die Übung dreimal.

Stehende Außenrotation

20 WIEDERHOLUNGEN ×3 SÄTZE

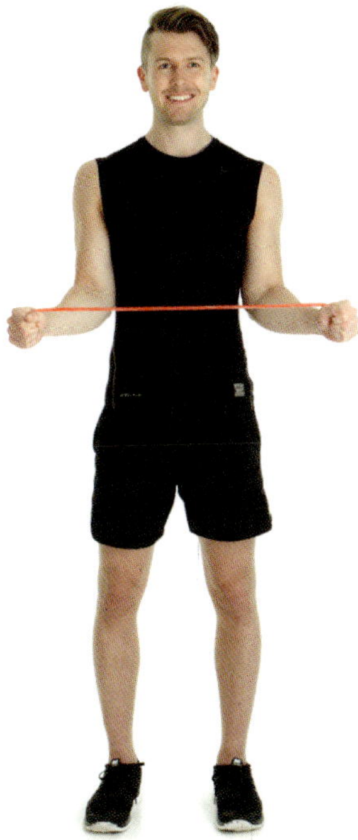

Stehen Sie mit den Händen vor sich, die Ellbogen dicht am Körper. Halten Sie die Hände mit den Daumen nach oben. Halten Sie das Gummiband zwischen den Händen, sodass es leicht gespannt ist.

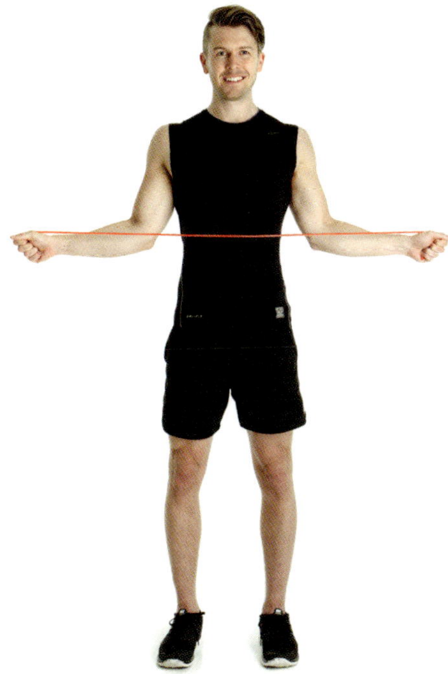

Ziehen Sie Ihre Hände zu den Seiten, sodass das Band straffgezogen wird. Ihre Hände sollten während der gesamten Übung auf gleicher Höhe und die Ellbogen dicht am Körper sein. Halten Sie die Position 2 Sekunden lang, bevor Sie Ihre Hände wieder zurückführen. Wiederholen Sie die Übung ruhig eine Minute lang.

Experten-Tipp:
Dies ist die gleiche Übung, die Sie im Programm „Aufwärmen mit dem elastischen Band" finden (Seite 115). Es ist eine geniale Übung, die Sie sowohl zum Aufwärmen, als auch für das Krafttraining nach der Einheit verwenden können.

Stehender Superman

10 WIEDERHOLUNGEN ×3 SÄTZE

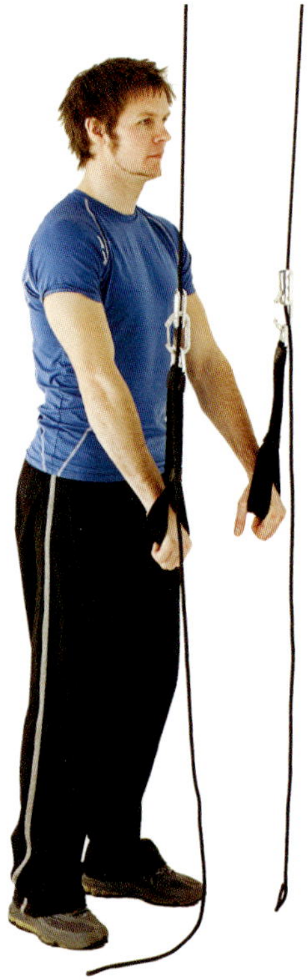

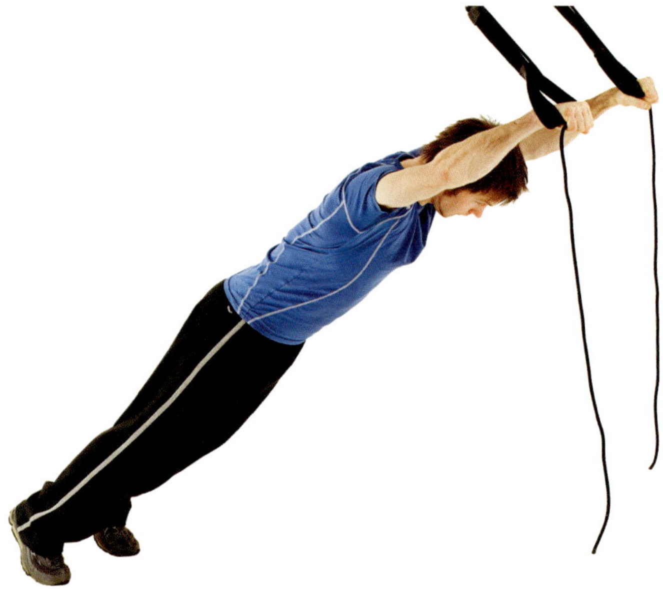

Halten Sie die Schlingen auf Hüfthöhe. Halten Sie die Schlingen mit Ihren Handflächen zum Boden zeigend. Beugen Sie sich vor, während Sie nach und nach Ihr Gewicht in die Schlingen fallen lassen.

Beginnen Sie vorsichtig. Wenn Sie die Kontrolle haben, können Sie Ihre Arme schrittweise weiter und weiter nach vorn bewegen. Halten Sie die Position für 3 Sekunden, bevor Sie Ihre Arme nach unten auf den Boden drücken und dann geführt und ruhig zurück in die Ausgangsposition gehen.

Experten-Tipp:
Halten Sie den Rücken in der Mittelposition und die Schultern unten während der gesamten Übung. Suchen Sie nach neuen Herausforderungen, können Sie die Richtung, in die die Arme ausgestreckt werden, verändern. Versuchen Sie beispielsweise, die Arme gerade zur Seite zu strecken.

Übersicht: Schultertraining für Wurfsportarten

DEHNEN DER HINTEREN SCHULTER

30 SEKUNDEN ×3 SÄTZE

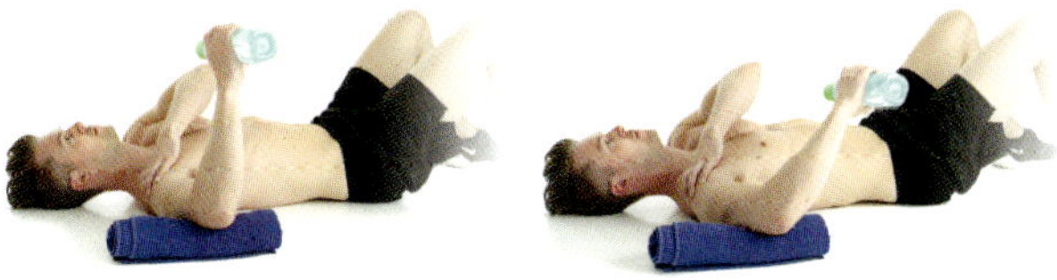

STEHENDE AUSSENROTATION

20 WIEDERHOLUNGEN ×3 SÄTZE

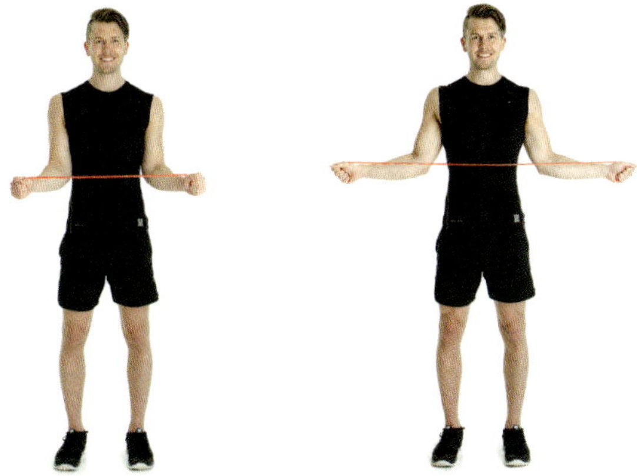

SUPERMAN IN SCHLINGEN

10 WIEDERHOLUNGEN ×3 SÄTZE

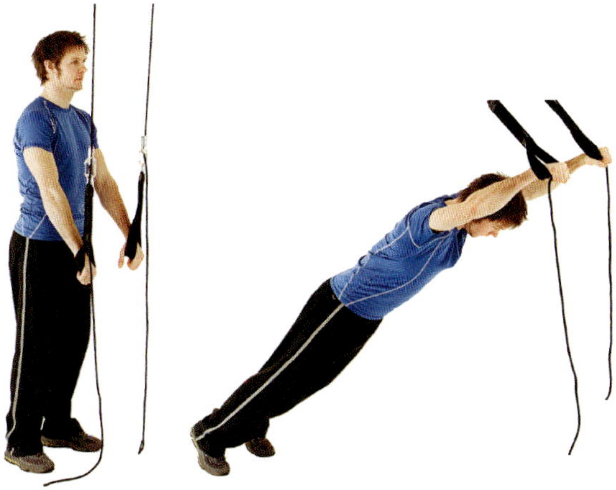

SPORT 4

AUFWÄRMUNG FÜR HANDBALLER

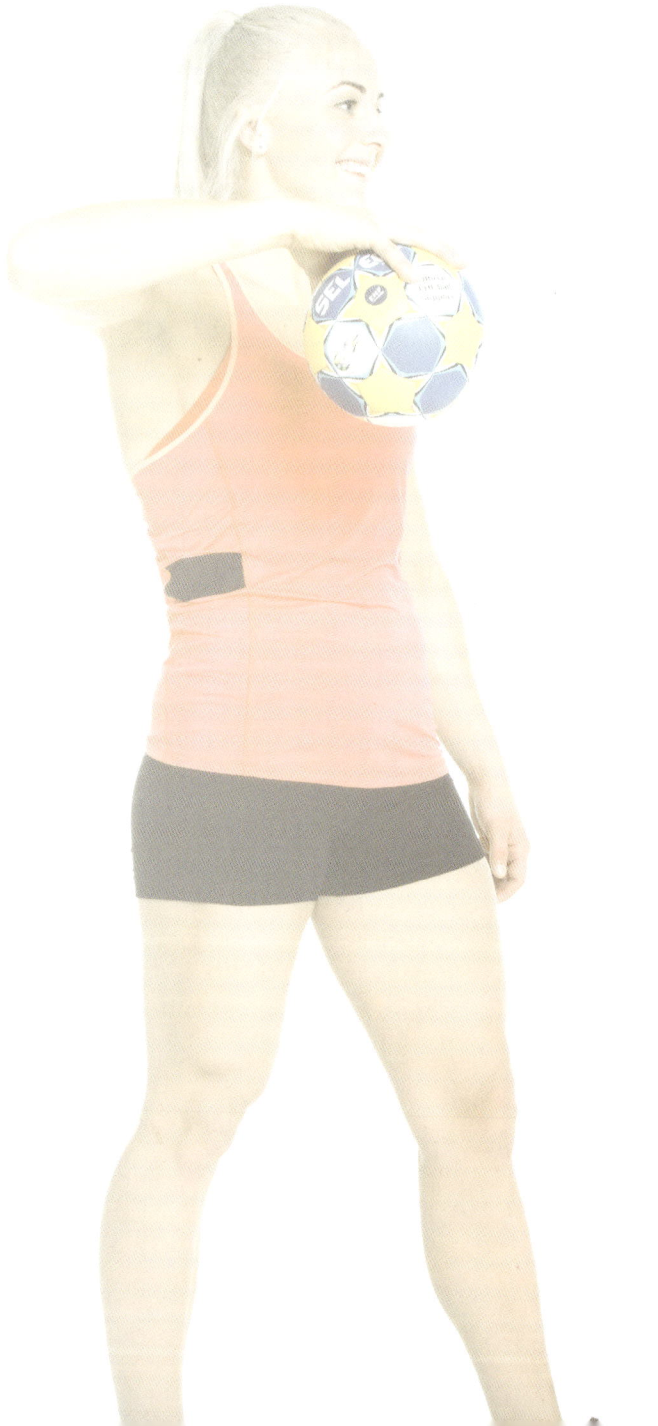

Planke zur Seitenplanke

10 WIEDERHOLUNGEN ×3 SÄTZE

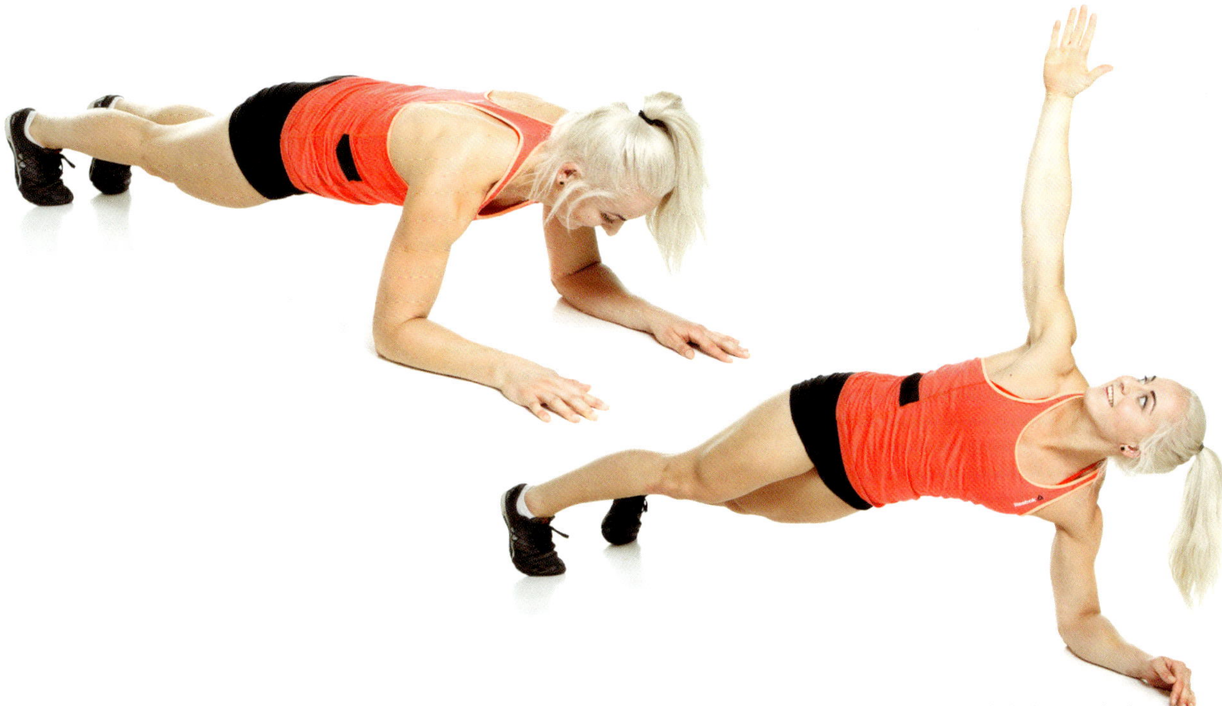

Legen Sie sich auf den Bauch mit den Zehen am Boden und stützen sich auf den Ellbogen ab. Die Ellbogen sollten direkt unter den Schultern sein, die Hände nach vorn gerichtet.

Entspannen Sie sich in den Hüften, bis Sie mit Ihrem Rücken in der mittleren Position sind. Legen Sie Ihr Körpergewicht auf den rechten Ellbogen, während der linke Arm nach oben in Richtung Decke gestreckt wird. Folgen Sie mit den Augen der linken Hand.

Halten Sie die Position 5 Sekunden und drehen sich dann langsam wieder, bis beide Ellenbogen wieder am Boden sind. Wiederholen Sie alles mit dem anderen Arm.

Machen Sie eine Pause, wenn Sie glauben, die Kontrolle über die Wirbelsäule oder Hüfte auf irgendeine Art und Weise zu verlieren. Machen Sie 10 Wiederholungen, bevor Sie eine kleine Pause einlegen. Glauben Sie, die Übung ist zu leicht, machen Sie fünf zusätzliche Wiederholungen. Wiederholen Sic alles drei Mal, bevor Sie mit der nächsten Übung fortfahren.

Stehende Y-Flys

10 WIEDERHOLUNGEN ×3 SÄTZE

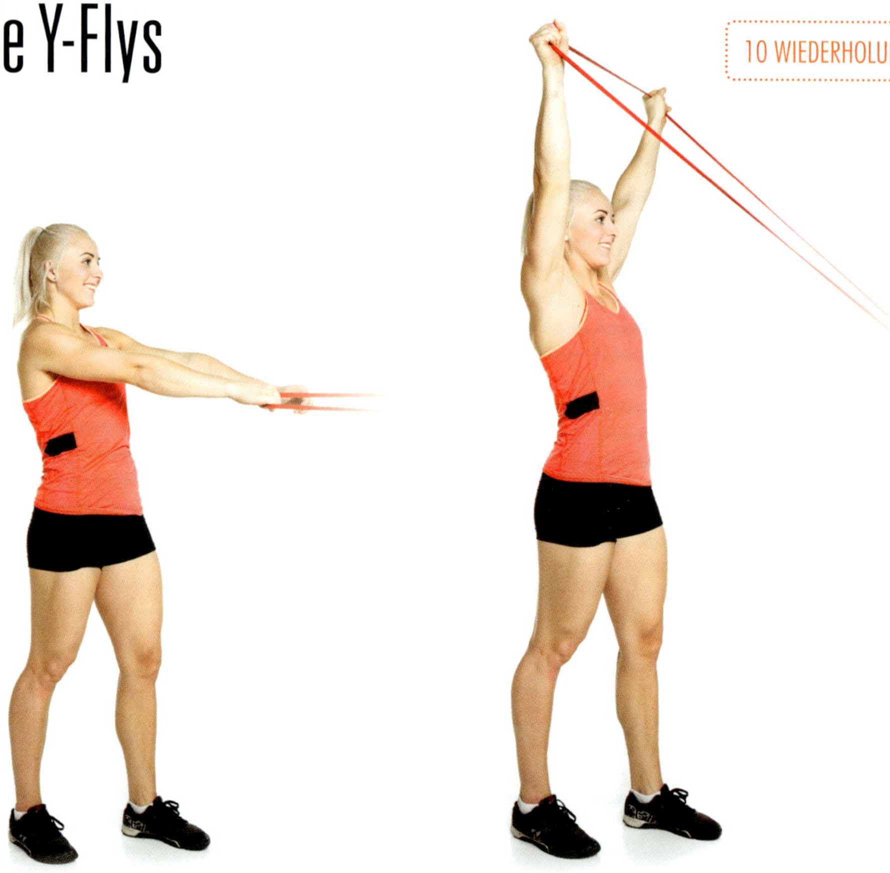

Befestigen Sie einen Teil des Bands an einer Wandstange, einem Pfosten oder ähnlichem oder lassen Sie einen Partner das Band halten. Befestigen Sie die Mitte des Gummibandes auf Hüfthöhe.

Beginnen Sie stehend mit den Armen an ihren Seiten nach unten. Halten Sie eine Schulterbreite Abstand zwischen den Händen am anderen Ende des Bandes. Spannen Sie das Band, indem Sie beide Arme auseinander und zur Decke strecken, wie ein Y.

Setzen Sie die Rückseite Ihrer Schultern aktiv ein, indem Sie die Hinterseiten der Schultern nach unten ziehen, wenn Sie Ihre Arme heben.

Führen Sie die Übung ruhig und kontrolliert aus. Stoppen Sie, wenn die Arme gerade nach oben zur Decke zeigen. Machen Sie 10 Wiederholungen, bevor Sie eine kleine Pause einlegen. Glauben Sie, die Übung ist zu leicht, machen Sie fünf zusätzliche Wiederholungen. Wiederholen Sie alles drei Mal, bevor Sie mit der nächsten Übung fortfahren.

Rotation des Oberkörpers

10 WIEDERHOLUNGEN ×3 SÄTZE

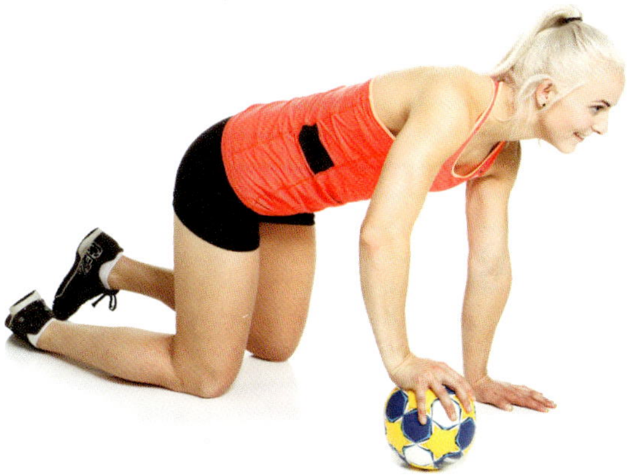

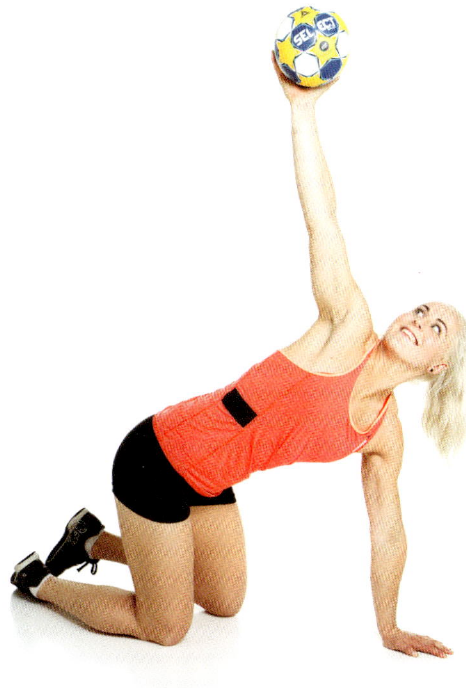

Diese Dehnung brauchen Sie nur mit dem Wurfarm auszuführen. Sie kann sowohl mit, als auch ohne Handball durchgeführt werden.

Beginnen Sie auf allen Vieren, mit den Knien und Handflächen auf dem Boden. Stehen Sie mit einer 90-Grad-Biegung in den Hüften und den Händen direkt unter Ihren Schultern. Halten Sie Ihren Oberkörper ruhig und den Rücken in der Mittelposition. Heben Sie den linken Arm langsam zur Seite hoch. Drehen Sie den Oberkörper und heben Sie den Arm weiter, bis er gerade nach oben zur Decke zeigt. Folgen Sie der Hand/dem Ball mit Ihrem Blick.

Führen Sie die Übung ruhig und kontrolliert aus. Machen Sie 10 Wiederholungen, bevor Sie eine kleine Pause einlegen. Glauben Sie, die Übung ist zu leicht, machen Sie fünf zusätzliche Wiederholungen. Wiederholen Sie alles drei Mal, bevor Sie mit der nächsten Übung fortfahren.

Dehnung der Schulter im seitlichen Liegen

30 SEKUNDEN ×3 SÄTZE

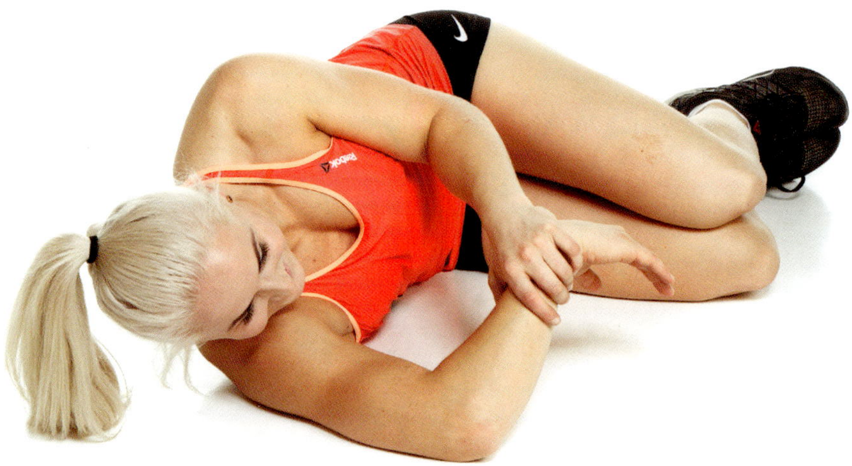

Hier brauchen Sie nur den Arm zu dehnen, mit dem Sie werfen. Legen Sie sich auf Ihrer Seite, den Wurfarm nach unten auf den Boden, mit den Knien vor Ihnen hochgezogen. Ihr Wurfarm zeigt nach vorn. Der Ellenbogen sollte etwas niedriger als die Schulter liegen.

Drehen Sie den Arm nach innen, um mit dem gegenüberliegenden Arm einen leichten Druck auf der Hand auszuüben. Halten Sie die Position 30 Sekunden lang, bevor Sie eine kleine Pause einlegen. Wiederholen Sie drei Mal, bevor Sie mit der nächsten Übung fortfahren.

Sie sollten spüren, dass es an der Hinterseite/Außenseite der Schulter zieht. Spüren Sie stechende Schmerzen in der Schulter, können Sie den Ellbogen etwas niedriger platzieren. Tut die Übung immer noch weh, sollten Sie sechs Wochen warten, bevor Sie sie wieder probieren.

Außenrotation

15 WIEDERHOLUNGEN ×3 SÄTZE

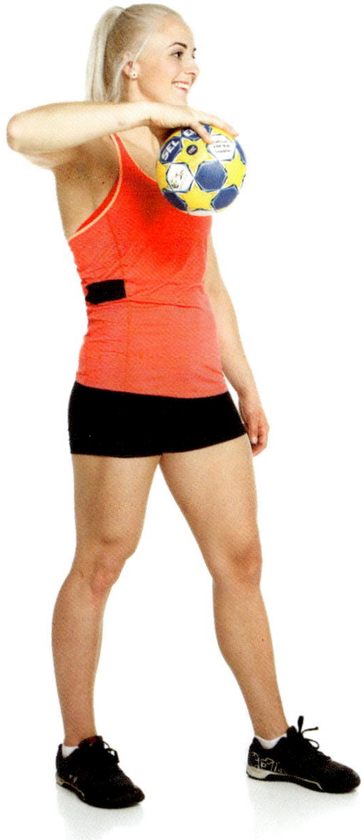

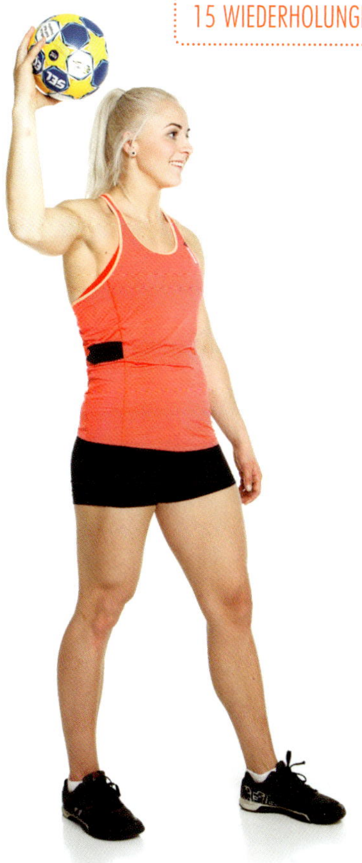

Machen Sie die Übung mit einen Handball. Starten Sie in der Stehschussposition mit dem Ellenbogen zur Seite zeigend und der Hand nach vorn gerichtet. Der Ellbogen ist auf 90 Grad gebeugt.

Halten Sie Ihre Ellenbogen und Schulter in Ruhe, während Sie Ihre Hand nach oben in Richtung der Decke drehen. Stoppen Sie, wenn Ihre Finger gerade nach oben zeigen und drehen Sie sie wieder zurück nach unten in die Ausgangsposition.

Wiederholen Sie die Drehung 15 Mal, bevor Sie eine Pause einlegen. Glauben Sie, die Übung ist zu leicht, machen Sie fünf zusätzliche Wiederholungen. Machen Sie diese Übung drei Mal, dann kann das Training beginnen!

Übersicht: Handballprogramm

1: PLANKE ZUR SEITENPLANKE

10 WIEDERHOLUNGEN ×3 SÄTZE

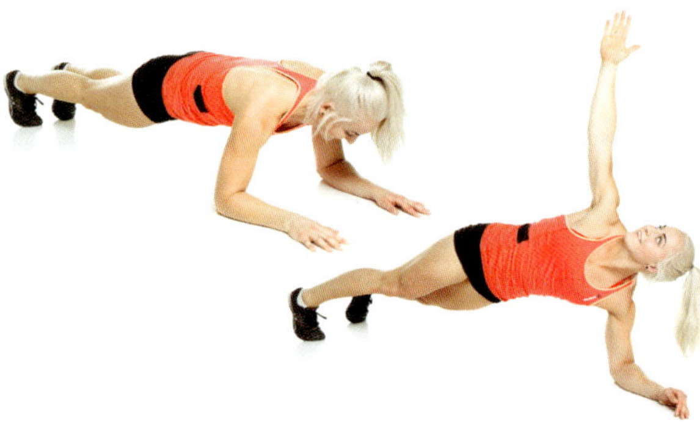

2: STEHENDE Y-FLYS

10 WIEDERHOLUNGEN ×3 SÄTZE

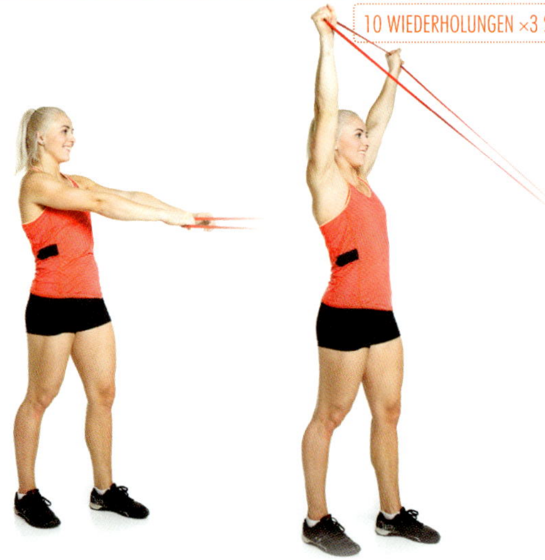

3: ROTATION DES OBERKÖRPERS

30 WIEDERHOLUNGEN ×2 SÄTZE

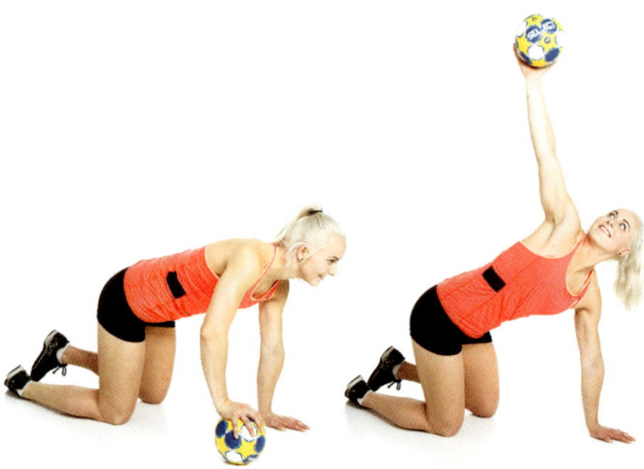

4: DEHNUNG DER SCHULTER IM SEITLICHEN LIEGEN

30 SEKUNDEN ×3 SÄTZE

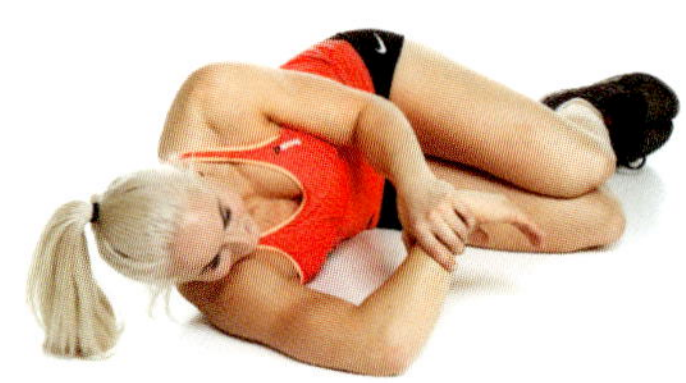

5: AUSSENROTATION

15 WIEDERHOLUNGEN ×3 SÄTZE

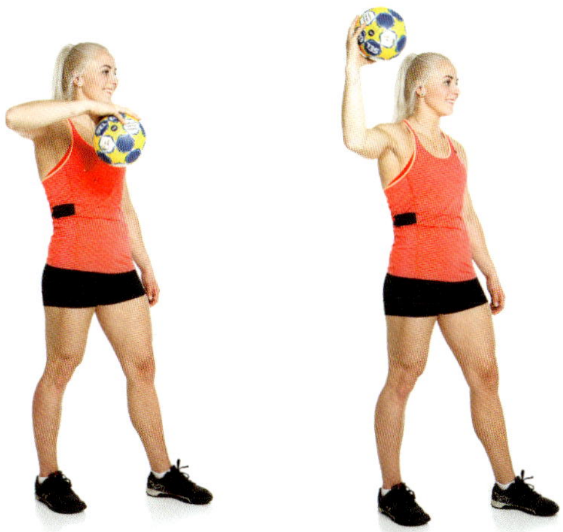

Über den Frisk Forlag

Schnelle Ergebnisse. Einfach und illustriert. Nach neuesten Erkenntnissen.

Man findet im Internet zahlreiche Informationen, aber woher soll man wissen, was davon seriös ist? Was davon beruht auf Forschung, was sind Vermutungen und welche Übungen funktionieren bei mir?

Bei Frisk Forlag ist es unser Ziel, diese Vorauswahl für Sie zu treffen. Wir haben umfangreiche Erfahrungen aus dem norwegischen Gesundheitswesen, guten Kontakt mit einigen der weltweit führenden Experten und einen konzentrierten Fokus auf modernste Forschung. Unsere Bücher geben klare Antworten, bringen schnelle Ergebnisse und basieren immer auf Wissen aus zuverlässigen Quellen.

Der Frisk Forlag wurde von medizinischen Fachkräftenim Jahr 2013 gegründet. Wir bezeichnen uns gerne als einen Handwerksverlag. Damit meinen wir, dass Qualität unsere Leitlinie ist und dass wir nichts auslassen, auch keine Illustrationen und Bilder. Wir garantieren auch, dass Sie unsere Bücher nie sechs Monate, nachdem Sie sie gekauft haben, zu Dumpingpreisen finden werden. Unsere Bücher sollen benutzt werden, lange halten und jahrelang aktuell sein.

Zu wissen, dass wir den Lesern helfen, weniger Schmerzen zu haben, mehr Lebensfreude und neuen Appetit auf das Leben zu bekommen, ist die treibende Kraft hinter unserer Arbeit. Gute Rückmeldungen von denen, die positive Veränderungen erfahren haben, geben uns die Motivation, noch besser zu werden.

In Deutschland übersetzt und vertreibt der Mentor Verlag die Bücher des Frisk Forlags. Mehrere Titel sind bereits auf Deutsch erschienen. Mehr Informationen auf mentorverlag.de

Blättern Sie um, um mehr über andere Bücher des Frisk Forlags zu erfahren

Frisk Rygg

Der Rückenschmerzratgeber aus Norwegen. Weniger Schmerzen, sicher und einfach. Bestellen Sie Frisk Rygg in Deutschland www.mentorverlag.de/friskrygg

Im Buch „Frisk Rygg“:

Übernimm die Kontrolle über wiederkehrende Rückenschmerzen

- Einen stärkeren Rücken aufbauen und neuen Beschwerden vorbeugen
- Übungen, die helfen, wenn Sie akute Schmerzen haben
- Das sagt die Forschung über die Reduzierung von Schmerzen
- Die besten Übungen für einen stärkeren Rücken
- Lösungen für die, die Trainings hassen
- Schlafen Sie sich zu einem gesünderen Rücken
- Die Zwei-Minuten-Abkürzung zu einer besseren Körperhaltung
- Befreien Sie sich von Hernien
- Der Schreibtischstuhl, der den Rücken am meisten belastet
- Athletische Haltung ohne Anstrengung
- Befreien Sie sich von Verletzungen und Rückenschmerzen durch Laufen
- Gesunder Rücken im Fahrradsattel
- Rückenübungen, die auch einen straffen Po erreichen
- Das Essen, das Schmerzen reduziert
- Wie der Kleidungsstil sich auf den Rücken auswirkt

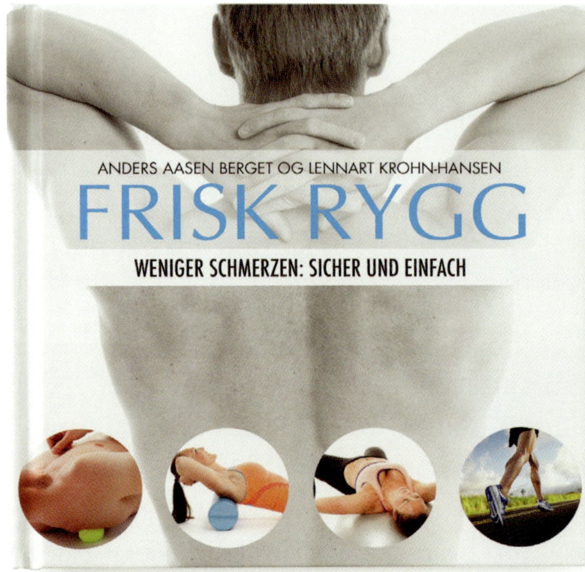

Stimmen zum Buch

„Ich kann Ihnen für Ihr fantastisches neues Buch nur danken! Ich wurde im Sommer 2012 wegen eines Bandscheibenvorfalls operiert und war in meinem damaligen Job krankgeschrieben. Ich begann mit dem Training mit einem Physiotherapeuten und wechselte in einen aktiveren Job, aber die Schmerzen kamen und gingen. Ich war viel wandern und habe viel trainiert, aber die einzelnen Übungen, auf die Sie sich in diesem Buch konzentriert haben, sind das, was wirklich hilft. Nochmals vielen Dank für ein leichteres Leben! Das Buch ist ein fester Bestandteil meiner Handtasche!“

- Ann Magritt Hoel

„Ich habe seit Jahrzehnten Rückenprobleme. Ich habe mich an alle möglichen Spezialisten gewandt, sowohl in den etablierten Gesundheitszentren, als auch aus der alternativen Medizin. Die meisten haben ihre eigene Theorie zu meinen Problemen und deren Behandlung. Im Buch „Frisk Rygg“ habe ich viele Antworten gefunden, nach denen ich gesucht hatte. Und die Liste mit den Übungen ist absolut genial! Dies ist ein Buch, das ich sehr oft verwenden werde!“

- Grethe R. Klem

Frisk Nakke

Gehen Sie Ihren Alltag durch und finden Sie heraus, was Sie tun können, um einen starken, entspannten und schmerzfreien Nacken zu erreichen. Bestellen Sie Frisk Nakke in Deutschland auf www.mentorverlag.de/frisknakke

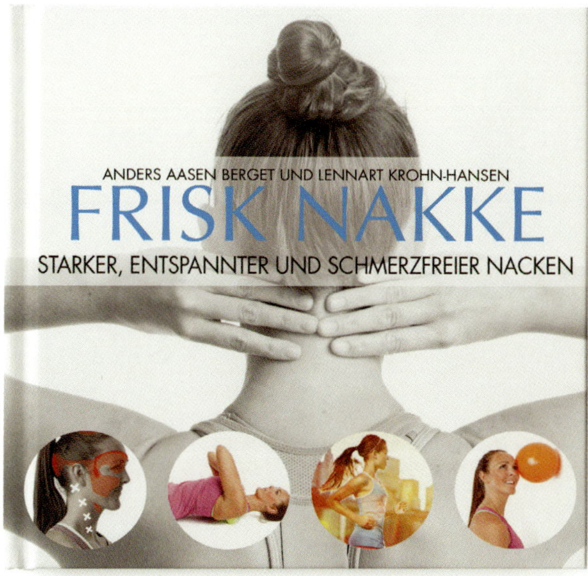

- Den „Bürohals" in nur einer Minute lindern
- Das dänische Trainingsprogramm, das eine 80 %-ige Reduktion der Nackenschmerzen bringt
- Eine Schlinge, die Sie selbst erstellen und die so bequem ist, dass eine Testperson während des Ausprobierens schläft (!)
- Wie Sie die richtige Behandlung für Ihre Schmerzen wählen
- Welche Faktoren Ihre Nackenschmerzen beeinflussen
- Experten-Artikel von mehreren führenden norwegischen Therapeuten und Forschern
- Wie die Methoden des Spitzensportes der Schlüssel zu einem langanhaltenden, gesunden Nacken sein können
- Ein Triggerpunkt, der Kopfschmerzen und Kieferschmerzen verursachen kann (und wie man ihn deaktiviert)
- Wie die gleiche Arbeit und die gleiche Anstrengung - mit einem anderen Fokus - mehr Energie und Motivation bringen kann

Stimmen zum Buch

„ICH LIEBE DIESES BUCH! Es hat die Gedanken ein wenig geordnet, die ich mir selbst zu diesen Problemen gemacht hatte. Ich mache jetzt Übungen und habe einen Plan, wie ich weiter damit umgehen werde. Ich habe auch die tolle Schlinge gebunden - das ist ja eine Wohltat für erschöpfte Nacken - fantastisch! Habe das Buch mehreren meiner Freunde empfohlen, die auch Nackenprobleme haben! Vielen Dank :)"

- Eva Therese Svendsen

„Großartiges Buch, das alle meine Bedürfnisse für das Training und die „Gesundmeldung" meines Nackens abdeckt. Es ist einladend geschrieben und vermittelt einfache, wirkungsvolle Techniken und Übungen gegen Nackenschmerzen, Kopfschmerzen und Schulterprobleme. Ein Buch, das jeder haben sollte! Spart eine Menge Geld, dies zu besitzen ;) Das Buch werde ich garantiert allen in meinem Umfeld empfehlen, die es brauchen."

- Hege Johansen